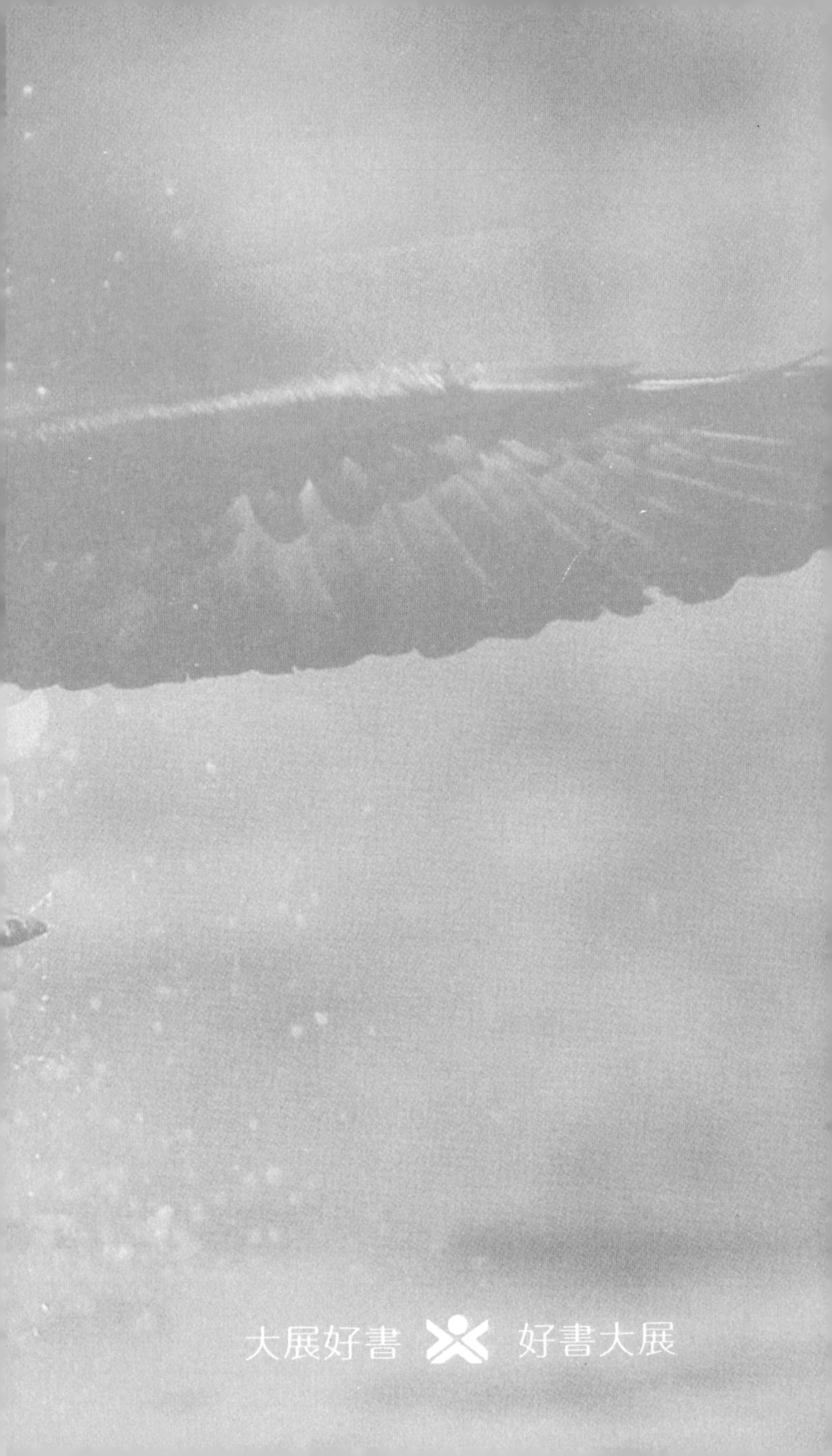
大展好書 好書大展

大展好書 好書大展

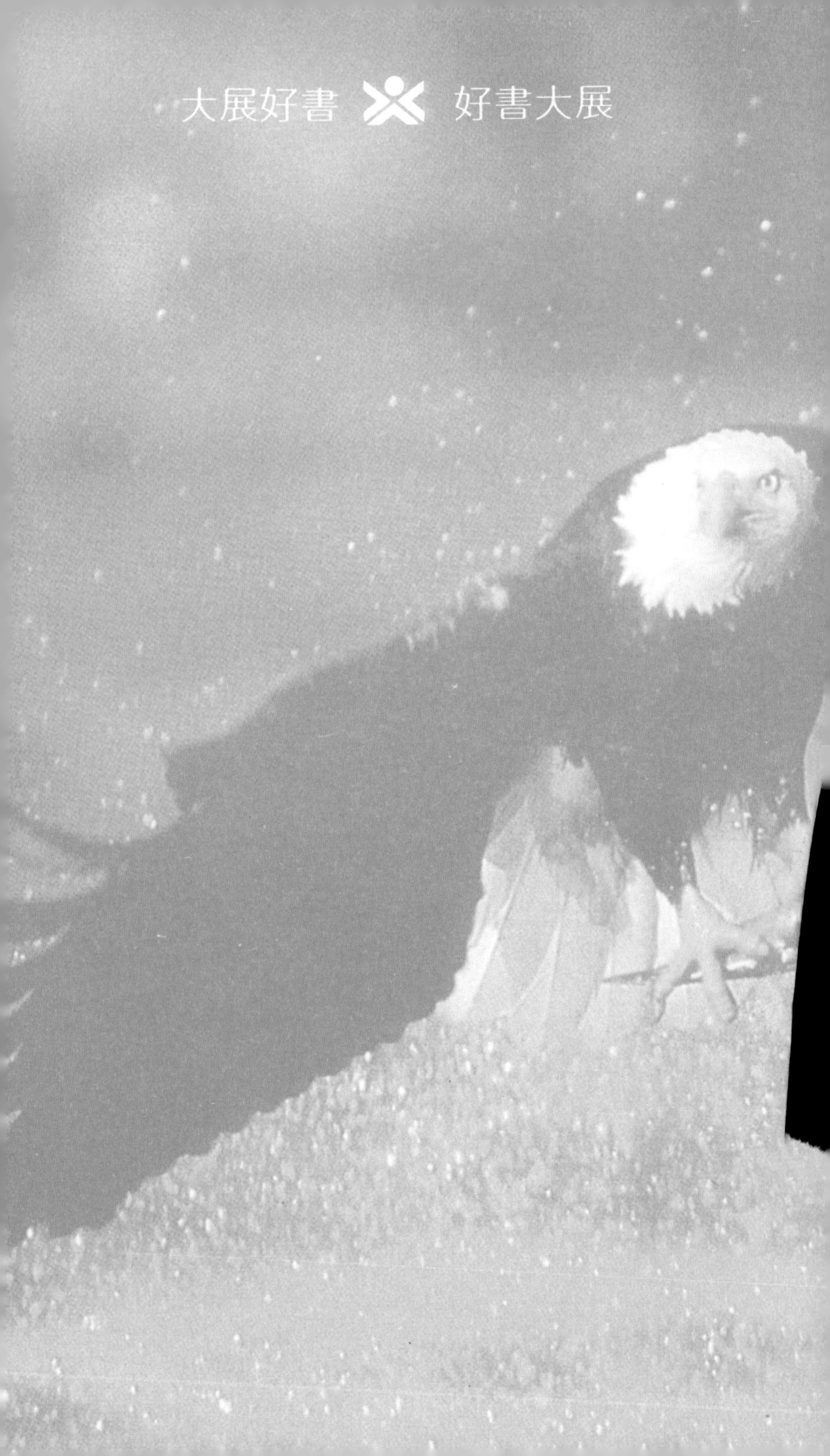

Bob Delmonteque／著
李秀鈴／譯

永恒的健康人生

每個人都需要重量訓練
健康長壽的銀髮生涯

27
健康天地

前言

數年前當我首次出版一本名為『您的體魄』（後來更名為健身與健康）的健身書籍時，當時健身這個行業被視為只是個在街頭或巷尾開間小店，裡面擺幾個舉重器的地方。當時真正重視舉重訓練及運動所帶給健康好處的人，大概只有健身員（健美先生或小姐），舉重及專業運動員和一些好萊塢名流們。但到了今天，有許多科學家及專家們均發現一個致力於保持健康，及擁有良好營養膳食習慣的生活方式，將是健康長壽的最佳保證。

對一般人而言，年齡的增長即意謂失去活力、體力、耐力和力量。然而根據最新的研究顯示，我們一般認為與老化相關的症狀，諸如體內脂肪堆積增加，骨質質量減少，活力不足，肌肉鬆弛無力等，均由於年紀漸長時缺乏運動所致。但運動及體力訓練可以加惠任何年齡的成年人，甚至可以扭轉老化的過程並減少某些疾病發生的危險性。

我與Bod Delmonteque是自年輕時代即相識的老朋友了。我們一起成長而在這一路上，我們學習到了許多關於健康的一般概念，特別是老化的概念。事實上，鮑勃本身就是個活生生的見證，來證實一下充滿活力的生活方式如何地幫助你長壽並且青春永駐。七十三歲的他遠比那些年僅其一半的年輕人的身材還要好。

自一九四〇年代起他那金黃色的膚色及碩健的身材就一直成為我的雜誌上的封面人物了。在許多人的眼裡，他可是今日美國老年人的新典範，同時也是我的最佳編輯夥伴之一。

本書中所闡述的一些鍛鍊技巧及生活型態的改變，皆為目前許多面臨老化的人，所遭遇之問題的最佳解決方法。Bob Delmonteque在本書中所介紹的最先進的運動技巧及營養諮詢均能使您的身體、心理及心靈同時保持在最佳狀態。這本書的宗旨就是Bob個人的信念，他堅信只要有適當的運動和營養計劃，那麼你就可以在七十歲的時候看起來像三十歲了。

前　言

隨著愈來愈多的科學證據顯示怠惰沒有活力的生活方式對健康有不良的影響，我極力推薦那些想要讓自己感覺及看起來更年輕，享受更佳的生活品質的人們來閱讀『永恆的健康人生』這本書。很明顯地運動不再是年輕人的專利了。三十歲以上的中老年人們對運動及努力的肌肉訓練所產生的反應及效果一樣地好。此外還有許許多多如增進體力，鍛鍊肌肉大小及使您能夠運動自如等好處。

如果能夠適當地運用柔軟體操、有氧運動、伸展運動，再加上良好的營養膳食及改變不良的生活習慣，人人都能擁有健康、苗條及可增進對疾病抵抗力的身體及生活。即使稍微的運動對你的健康都有莫大的助益呢！運動永遠不嫌老！這世上恐怕除了一套持之以恆的運動Bob Delmonteque所設計的這套計劃更值得我們信賴。

Joe Weider, Chairman of the Board,
Weider Health and Fitness.

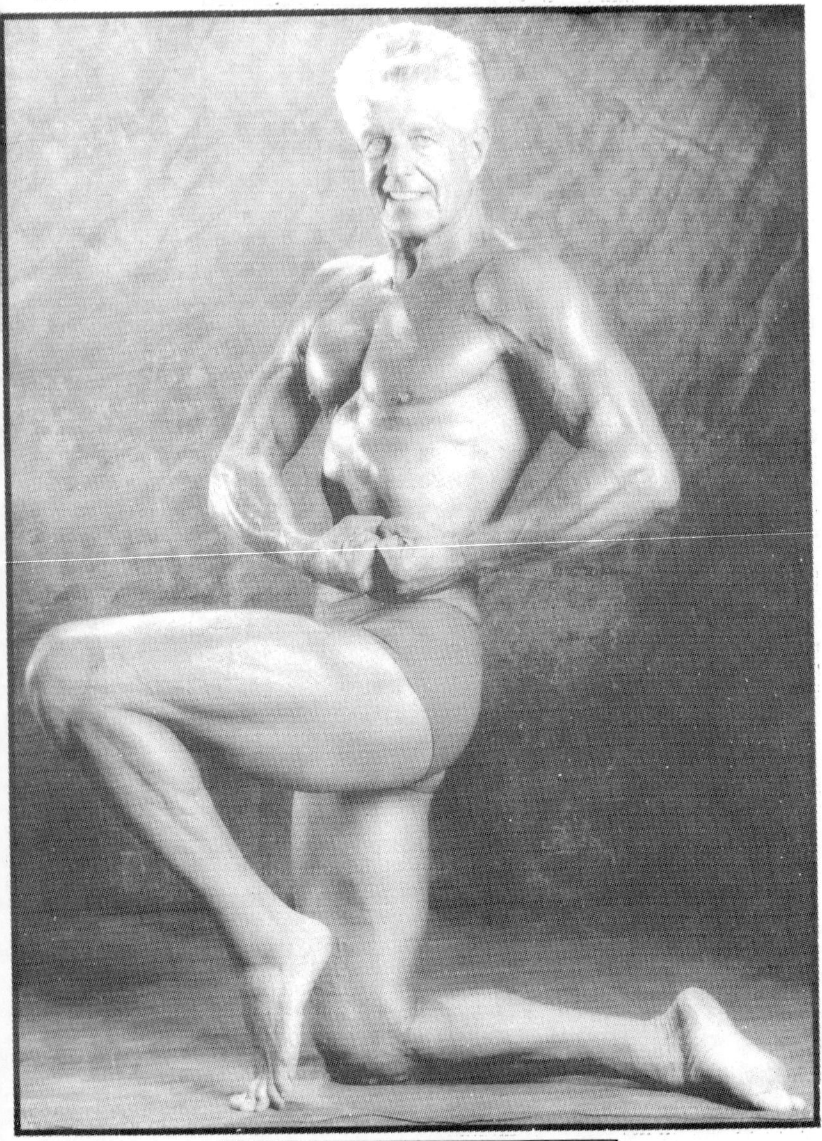

目錄

概論

最近，即使在過去都不曾認真運動的中老年人，皆開始抱持著一種希望能暫停老化腳步的態度，而開始從事各項運動。但我們追求更健康的生活、更吸引人的身材及毫無負擔和抱怨的健康時，唯有自然的方法方爲上策。除此之外，還有什麼理由會讓你想看這本書呢？那就是你可能已經開始感受到歲月不饒人，想要盡快找到一個既安全且容易的方法來減慢老化的速度。您想要青春永駐而且現在就要，對嗎？

在這本書中，我要告訴您的是，如何讓我保持在「黃金歲月」中的健康及年輕的生活哲學。即使我現在已經七十三歲了，但是我的體力及活力更勝於那些年僅我一半的壯年人。這可不是吹噓，而是個事實。我曾四處旅行，從遠東到中東，從北歐到墨西哥，唯一的目標就在於找尋能夠讓我更年輕、更有活力、更健康的方法。我曾經歷過整個健身業界的發展及演進，由此更讓我從中學習了許多寶貴的經驗。

事實上，雖然你對生活的態度可能會造成你或胖或瘦，衰弱或強壯，年老或年輕，但你的年齡跟你是否能夠保持體型的能力卻絲毫無關。當我們年輕時，我們的身體自然能夠承受壓力較大，且較嚴格的生活，同時還有強健苗條的身材。但是當我們年紀漸長時，我們的身體卻以一些我們難以想像的方式變化著。其中，人體消耗卡路里的能力即隨著年齡漸增而漸減。我們的關節和肌肉也開始老化及疲憊。而每分鐘心跳的次數則漸減。

由醫師及科學家的研究顯示，長久以來我所堅持的信念——欠缺活力會讓人更容易受到老化及各種疾病，如心臟病、糖尿病及骨質疏鬆症的影響——已逐漸受到了他們的肯定。由南加大進行的一項爲期二十年的實驗初步結果顯示，過去一些被視爲與老化無關的症狀，如疲勞、發胖，甚至記憶力衰退，事實上可能都是欠缺活力的生活習慣的併發症呢！

另一方面，運動還能幫助我們維持體力、精力及整體的健康。同時根據塔芙茨大學人類老人營養研究中心的研究報告指出，運動還可常保青春、延遲老化。這個證據已是至爲明顯的了！就連美國心臟學會及總統私人健康醫療委員會，也都鼓勵大家利用運動來促進健康及延年益壽。

我曾經訓練及重新塑造了許多名流的身材體魄，從最早期的克拉克蓋博及艾羅菲林，到最近的性格小生麥特狄倫。同時全美最傑出的幾位健身員均爲我所諮詢的對象，例如，瑞秋麥克許及曾任三屆奧林匹克先生的法蘭克蘭。那些曾接受過我輔導的人員目前皆與全美頂尖的模特兒公司簽約或贏得了多項全國健身賽。另外，還有一些人只是爲了消除腹部、大腿、及臀部的贅肉，以減少造成某些疾病的危險性。雖然有這些差異，但他們均發現了維持年輕、健康及健美的秘訣了。

今天即使是年輕人也會來向我討教呢！他們想要知道我所使用的無負擔運動法爲何，我們服用的維他命爲何，以及他們要如何才能像我一樣保持活力。畢竟，如果你不能盡最大的力氣善用您的人生，那麼活著還有什麼意義呢？就像我們的好朋友傑克拉蘭曾經說過的一樣「善用它或失去它」。問題是有些人在極年輕的時候就失去了它，而有些人，像我，就從未曾停止追求新挑戰呢。

我們堅信年紀就跟著我們的感覺走！我有一些朋友即使五十、六十幾歲了，還是經常在周末時間中去滑水及滑雪，而後在大熱天的時候出外打高爾夫球及網球。當然我還有一些年紀輕輕，不過三十來歲的朋友，卻早已過著日薄西山似的生活了。究竟是什麼原因讓有些人能過著徜徉原野的生活，而其他人卻只能靜坐在家中細數那掉落在錄影帶上的灰塵呢？

大部分的人無法對某一項運動計劃持之以恒的最大原因，就是一般人通常無法區別事實與神話，也就是說無法判斷正確的運動及運動種類，以及在年過三十以後身體所需的特殊膳食營養爲何。究竟多少有氧運動算是過量呢？你要如何預防疾病及傷害呢？

我不在乎你是三十歲還是八十歲，是男人還是女人，我要告訴你的是，如何改善你的生活品質。在本書的內容中，我要逐一地向您介紹那些經過證實已經確定能夠建立活力，減去多餘的脂肪及鍛鍊肌肉和恢復新能量，維持皮膚彈性及光澤，使您笑容更燦爛，改善性生活，讓您跟年輕人一樣强壯、輕快，同時暫緩老化的腳步，甚至返老還童。你不僅可以更長壽，同時還可按照自己的意願去決定年輕的程度。

聽起來不可思議嗎？當然，它並非不可思議，只不過沒有捷徑及絕招就是了。我就是個活生生的例子。像我這個年紀的人們，多半會有高血壓、心臟病、老人痴呆症或關節炎等疾病，但我卻從來没有發生過。我現在還是可以跑馬拉松、挺舉二五〇磅、騎自行車一二〇英哩，吃睡照常，當然我會告訴你如何跟我一樣，達到這樣的水準。由塔芙茨大學的研究顯示，舉重再加上舒伸四肢可以幫助我們除去身上多餘的體脂、增加身體的彈性，並使我們的肌肉在三十五歲，六十歲，甚至九五歲時都能夠愈來愈强壯。

但無論你想要從事的計劃爲何，你都不僅僅只是需要去做它，同時還要用心地去體會。

你必須有夢想、信仰及目標，自負及自重，下定決心、毅力、熱誠，更重要的是自愛。在生命中沒有任何辦不到的事，所以如果你想讓生命變得更糟的話，那真是太容易了！

在過去五十餘年來因我的訓練計劃及諮詢建議，而大有改善者有好幾萬人呢！我的計劃與市面上的其他計劃相比之下，可以讓您以更快速且更省錢的方式，讓您的腰圍迅速變小且讓您保持活力。無論年齡、性別或能力，任何人均能從我這分簡單且毫無負擔的計劃中獲利。只要您抱持著正確的態度及一些自我要求，那麼『永恒的健康人生』這本書將帶給您的健康及生活一個嶄新的面貌。

本計劃之優點

下列只是一些您在執行本計劃六週之後所會發現的一些改變而已：

*由於一系列的耐力訓練及舉重，將可强化並鍛鍊您的肌肉及骨骼。

*由伸展運動進而改善身體的彈性、靈活度及協調性。

*有氧運動可以很自然的讓您更有活力、耐力及能量。

*由於肌肉更結實且活動力更高，使得您能更有效地除去身上多餘的贅肉。

＊低脂的膳食以及有益心臟血管的運動，可降低心臟病及高血壓的危險性。
＊有氧運動的調適，使您的心臟在每次收縮時能唧出更多的血量，使心臟功能更有效率且更強壯。
＊藉由控制自己的身體及生活以達到改善自我形象的目的。
＊根據加州施貴寶學院的一位心理醫院，於一九八九年所做的一項研究顯示本計劃有促進心智活動的功能。
＊由於本計劃使您整個人感覺上更舒適、更年輕，因此也使得您的生活有更遠的美景。

1 老化與健康之謎

令人驚訝的是有一些人對營養、健康及老化等方面的問題所知甚少。初入健康這個領域的新人們特別地糟。因爲他們不僅缺乏基本常識，同時還經常自創規則。他們可以一邊吃薯條一邊喝著健怡汽水，這麼一來他就不會爲了自己嗜食芝士堡而感到罪惡了。他們把迷你高爾夫當做是一種運動。有時候，甚至連那些多年來已養成運動習慣的人對於身體如何運作，特別是在面臨老化這個問題時不甚明白。

對自己的健康無知的代價可能就是付出您的一生。因此在我們開始這項計劃之前，你必須先再度重新思考一些過去你認爲自己已經了解的問題。

在這個世人沒有任何辦法能夠扭轉老化的過程

我們當中有些人老得很優雅，但有些人則不然。雖然如此，但是老化可是與遺傳或防止老化的面霜一點兒關係也沒有。一般人只要藉由學習一些自我訓練，及粉碎生理及心理上的障礙，則多半能夠有個長壽健康且更充實的生活。我堅信一個人的年輕與衰老皆與他的心態有關，覺得老則老，覺得年輕則年輕。至於實際年齡也不過是寫在生日賀卡上的數字而已。保持活力可以讓你擊倒所有阻擋在面前的阻力，並使老化過程暫緩下來，甚至返老還童。健康人生即是您最佳的選擇，且您無需成爲像專業運動員一般，或吃全麥鬆餅才能獲得看得見的益處。

活得愈老，生理上所遭遇到的限制愈多

當我們年紀愈大，肌肉的質量及力氣也跟著減弱，此即意謂著逐漸失去活動力及獨立性。由於生理上的脆弱，使得日常生活上發生種種的限制，甚至容易引起傷害。避免因失去活力而造成頸部、肩膀、下背疼痛、頭痛及肥胖等疾病，你絕對可以避免許多與老化相關之限制。盡可能讓自己保持活力，因爲你愈有活力，則你所面臨的身體或生理上的限制將愈少。真正能夠讓你健美苗條的方法是你享受人生的決心和毅力。

老年人無法像年輕人一樣鍛鍊肌肉和增強力氣

促進肌肉的力量，肌肉的質量大小及耐力並非年輕人的特權。根據塔芙茨大學所做的研究指出，運動對於任何年紀均非常有益，且有助於暫緩老化的過程，甚至返老還童。此外，中年以上的朋友還可鍛鍊肌肉，並使其力量增加爲原來的二倍。我還看過七十歲的老年人在鍛鍊肌肉，而且八十歲的老年人還可參加馬拉松的呢！現在我的體格及肌肉比我生命中的任何時候都還要棒，因爲我致力於健身，且憑藉著適當的技巧來達到這個目標。目前唯一使我不想跟我三十歲時所抓舉之重量相同的理由是，年紀漸長身體愈容易受傷害，因此我所抓舉的重量稍輕一些，以減低運動傷害的機率。

身體骨質結構變得太脆弱而無法承受較激烈的運動

全美約有二四〇〇萬的老年人，不分男女皆罹患有骨質疏鬆症（骨質中的礦物質流失，密度降低）。造成這種衰弱的主要原因爲缺乏肢體運動、舉重訓練以及不適當的飲食。當我們年紀漸長時，骨頭吸收鈣質的能力減弱，因此大部分的人每年約減少一％的骨質。這個結果造成骨頭變得更脆弱。然而，有許多證據明顯的顯示運動及舉重訓練可以延後老化的現象，甚至返老還童。特別對於停經後的婦女有效。其中舉重訓練由於會對骨骼施加重力，因此能使其更強壯，而非更衰弱。根據塔芙茨大學的研究顯示，無論任何年紀，只要是持之以恒的舉重訓練，則必能有效地減低骨質流失的速率。

年過三五以後消耗脂肪的速率比年輕人還慢

無論任何年紀均可消耗脂肪。但如果你已年過三十且稍微肥胖的話，可能需要稍微久的時間。還記得自己前一次試著保持身材的計劃嗎？您做的太多還是太快呢？你是否下來喘氣五分鐘？或者您是否因舉重而傷害韌帶呢？

一個緩慢、穩定的步調以及較符合實際的計劃，可以在長跑中燃燒掉比在短暫急促的運動中，所能消耗的脂肪還多。你所花在整個計劃中的時間比你所使用的強度還要重要。本書中之計劃一開始是在於訓練你從事一些較輕鬆的運動，諸如慢跑或散步，而非一下子即讓你從事短跑賽這樣的激烈運動，同時還會要求你藉由舉起適當重量的舉重訓練來鍛鍊您的肌肉。這項計劃需要耐心、毅力和訓練，但藉由增加瘦肉組織幫助您將體內過多的脂肪給燃燒掉。

舉重會造成老年人高血壓

事實上，根據數項研究指出，舉重可以幫助人們降低血壓，甚至可以預防高血壓。舉個例子來說，位於達拉斯的古柏有氧研究中心，數年前就曾指出保持良好健身習慣的人，具有較低的高血壓罹患率。而根據位於芝加哥的西北大學醫學院所做的另一項研究，指出耐力訓練及少飲酒均有助於預防高血壓。雖然正常的高血壓在一二○／八○左右，但此標準值可隨年齡及其他因素而變。我從十四歲開始即養成了練習舉重的習慣，而我的血壓到目前爲止還不曾變化過呢！

年過三五的人比年輕人更容易招致傷害

在我一生中唯一體驗過肌肉痠痛或受傷的情況，就是在我未能進行適當的伸展或暖身運動，或是讓其他的事務干擾了我定期運動的計劃所造成的。事實上，運動本身不會造成傷害或痠痛。很自然地，如果你是個體重過重而又想嘗試一些自己不太容易做到的運動的話，那麼在劇烈運動之後你可能會覺得非常痛苦。一般人之所以造成運動傷害之主要原因是，使用不恰當的運動方式或舉過重的重量所造成的。爲了避免造成這些傷害，最好嚴格遵守本計劃中所規定之適度重量及運動程度。

一旦步入三十之後，將很難改善心臟血管系統

心臟和肺臟就跟您的二頭肌和三頭肌一樣需要適當的鍛鍊。如果你沒有適當的運動的話，那麼心肺功能將隨年齡增長而惡化。然而，有氧運動不僅能幫助你鍛鍊肌肉，同時還可促進心肺功能以及血液循環。氧氣攝取量愈多，則意謂著能由較强健之心臟血管系統運送至肌肉的含氧血愈多。强健的肌肉及低脂的飲食可以幫助您利用氧氣，使您更强壯，感覺更健康、更年輕，利用脂肪並展望人生。我的醫生說我目前的身體狀況就跟橫越美國的滑雪選手一樣地强壯，也就是說我可以以更輕鬆的方式來運動。我的秘訣是什麼?我會在這本書中告訴你。

年紀大的人需要比年輕人辛苦二倍以上

根據科學家的研究指出正好與一般人的想法相反，年紀大的人增進體力的速率就跟年輕人一樣。根據巴爾的摩縱軸研究的一項知名結果，顯示健康的年長者其心臟抽唧的狀況與年輕人一樣地好。通常，初學者及長者的問題在於訓練上的問題。爲了鍛鍊及維持肌肉，你每

周應進行三次以上的訓練。如果你想讓肌肉更強健的話，則應逐漸增加舉重的重量及運動的激烈程度。

男人及女人在四十歲以前生活可以稍微鬆懈一點，對於身體和肌肉的訓練可以少些，並且多休息。

根據多項研究指出，與老化過程相關之症狀有肌肉衰弱、體脂增加、骨質質量減少，而這些症狀都只不過是沒有活力及缺乏運動所引起的。事實上，在你的生命中是不應該有躺在椅子或沙發上休息的時候，因爲一旦你躺下來休息，那麼你將永遠離不開它了。當然，如果你運動的相當激烈的話，休息固然是非常重要的。休息可以讓你的身體有充分的時間去修復自己，去達到你在訓練中所想達到的好處（肌肉量大大地增加且改善心臟血管之狀況）。但科學家及醫師們均一致認爲過度的休息只會讓事情更糟。

如果你想保持這個年紀應有的身材並保持健康，你需要節食

「節食」會造成你偏食或挑食的習慣。聽起來像是一種懲罰。我認爲你不妨將節食視爲是一種敏感的飲食方式，什麼是敏感的飲食方式呢？就是盡可能選用合乎自然的食物，像避

免含有精糖、脂肪、鹽、奶油、垃圾食物等的食物。同時還有信守特殊的減肥菜單。如果過胖，則不妨扣除一些食物以減少卡路里的攝取。它的道理很簡單，如果你太胖的話，那麼一定是熱量食物攝取過多且運動量太少所致。但節食絕非良策，因爲大多數的人會節食減重而後又故態復萌再度變胖。

理想的減重方法是適當的運動並消耗適當的食物，例如，低脂、低卡路里的食物以及風味佳的食物。食用這些食物的好處不僅限於減重而已，還有根據西雅圖佛烈德哈奇森癌症研究中心指出，年紀大的婦女若食用低脂食物可以減少罹患乳癌的機率，而年紀大的男人則可預防動脈血管阻塞及心臟病。

蛋白質應該也是您膳食中重要的部分。我知道曾經有許多醫師認爲當人年紀逐漸增長時則需要減少膳食中蛋白質的含量。他們堅持大多的蛋白質會使身體排出過多的鈣，反而造成痛風、關節炎、或骨質疏鬆症等問題。但我認爲我之所以能夠保持目前這樣良好的狀況，全都賴於飲食中的高蛋白。每天以我每磅體重計算我大約消耗一克的蛋白質，因此一天中我大概食入了二〇〇克左右的蛋白質（以魚和雞胸肉爲主）。它可以使我的肌肉飽滿。當然，我還飲用大量的水以去除體內過多的毒素。這個問題我還會在第九章中的仔細地研究。

運動或任何建議都對我無效，因為我已經太老了

我的計劃可以一些連您的醫師也無法想像的辦法來幫助你。可以用來幫助你保持苗條的身材及暫緩老化腳步的措施都在此。只要你還能行走，那麼，你就可以從事我的這項計劃。這些年來我學到唯一能暫緩老化腳步的方法，就是嚴格的遵守有效的計劃。我可以說已經試過了健身界中所有知名的技巧、裝置及策略。我對身體的執著就像科學家一樣不斷地嚐試錯誤，直到實驗證實我是對的爲止。很快地你也會擁有這些財富的，他們包括更自信，主宰自己的生活，同時成功地對抗老化的阻礙。

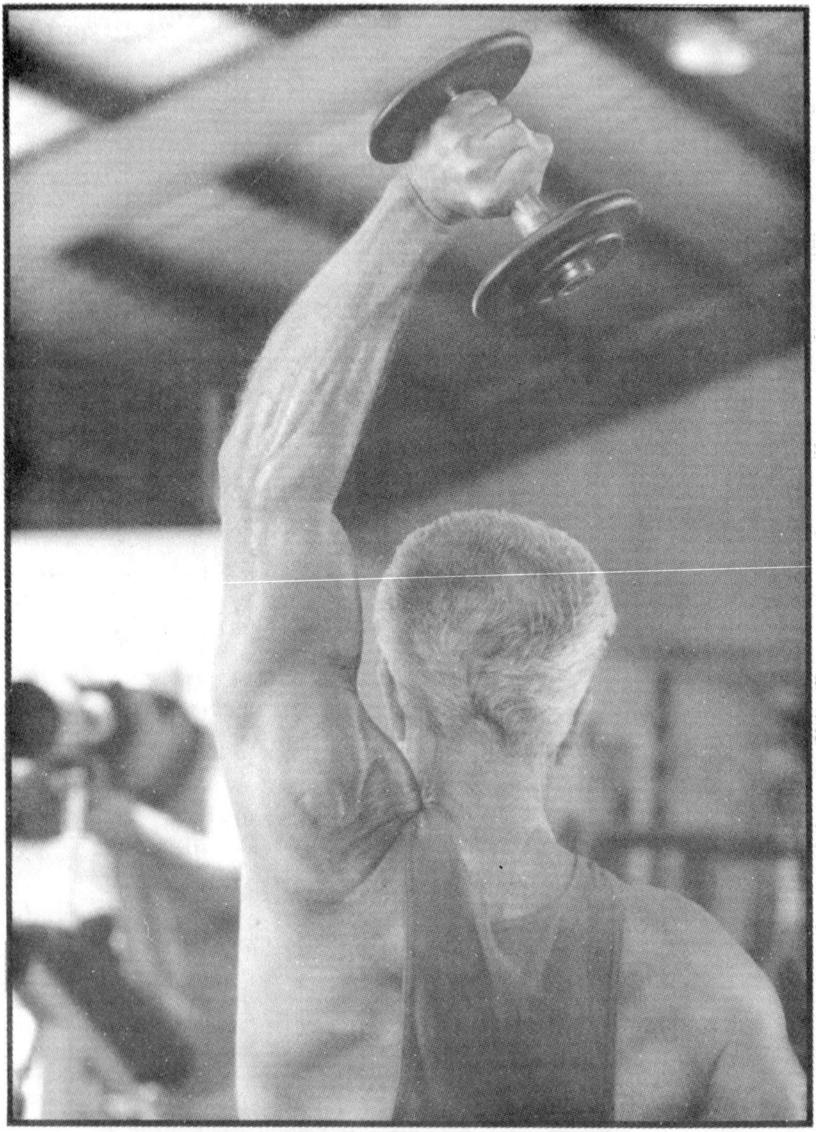

2 保持體格的藝術

懶惰的人常提出無法完成一項計劃的藉口是：我太累了。我没有時間。我這裡疼那裡痛或是我太老了。大部分的人都了解運動是有益身體健康的，但卻很難養成持續執行一項計劃的恒心。他們可能會認爲運動對他們而言是浪費時間，或運動量過大令他們不舒服。更重要的是，大部分的人均認爲，如果把時間花在其他更有價值的事物上可能會更好，也就是說世上還有其他的事情比自己的健康更重要的。

有愈來愈多的研究顯示，沈靜不活動的人無法像從事定期運動的人一樣，活得那麼健康及享受人生。尤其是肥胖對於健康、長壽更是有不良的影響，且肥胖經常是造成心臟病、高血壓、中風、糖尿病、肝腎疾病等的原因，根據最新研究顯示，甚至與癌症可能有關係。

其實這些都可以透過簡單的運動來避免的，爲何還要受苦呢？運動對健康的好處真是不勝枚舉。舉個例子來說，根據馬里蘭大學的研究顯示，舉重可以減少罹患糖尿病的機會。這些科學家追踪了九名年齡介於五十至六十五歲的中老年人十二周。這些人每周練習舉重三天，每次四十五分鐘。如此一來，不僅他們的力氣如預期般地增加，同時他們對胰島素的敏感度也增加，大大地減低了糖尿病的危險。在巴爾的摩西奈醫院的另一項研究顯示，耐力訓練可幫助心臟病患者復健。

如果這些研究都對你產生不了效果的話，只需要看看你的同儕就知道問題的所在了。有些人老的很悠然自得，沒有什麼健康上的問題，但另外還有些人則一身病痛，且看起來比實際上還要老十至十五歲。當然運氣跟這些可是絲毫無關的。真正的關鍵在於那些看起來還很年輕的人會從事運動，而另外那些老態龍鍾的人則不喜歡運動。

有些人認為能讓自己長壽及健康的唯一方法是遺傳。所以他們認為如果有一對好父母就萬事ＯＫ，但可惜的是，我們毫無選擇的餘地。

我們雙親並非身體特別健碩的人，我只知道目前我的生理、心理乃至於心靈上的健康全都有賴於早年的定期運動之賜。在我六十歲之前我都沒有注意到任何明顯的生理變化。直到六十歲我的頭髮開始變得灰白，皮膚質地變得有點粗糙，且我的三頭肌及腹部開始鬆弛下垂。但整體而言，由於一天二十四小時我都很在乎自己的外型及健康的目標，因此可以說我終其一生都保持著良好的體格及健康。

現在你已經準備好了，要從那裡開始呢？

通常，無論採取那一個計劃在執行時都必須小心。首先必須先去看醫生。大部分醫學專家們建議最好不要一開始就栽進某個特定的計劃中。初學最好是慢慢地進行。至於那些較不活動或肥胖的長者，我的建議如下：

*必須先進行全身檢查（包括血相及力量測試）且經過醫師檢查許可，同時患有心血管疾病者應特別小心。

*對於初學者，其舉重或耐力訓練，每周進行三天，每次不超過十五分鐘。

*每周三次（最大心跳速率相當於二〇〇減去你的年紀），每次進行五分鐘的有氧運動（約達最大心跳速率的六〇～七五%）。

設定一些實際可達成的目標。例如，如果你想減重二十磅的話，首先設定的目標爲五。如果你想步行二英哩的話，初步的目標是繞過街角即可。切勿讓沮喪或失敗阻撓了你前進，切記如果錯過一天的運動，那麼你永遠會把事情拖到明天。在每次運動完後，給全身肌肉一個休息的好機會。讓肌肉趁這些時機好好地恢復。

剛開始前五個禮拜對於您整個未來非常重要。一旦你養成了習慣之後，你的身體就可以明顯地感受到不同之處，它們將時時提醒你注意運動。

讓我們來面對整個問題，事實上你所想要的就是透過極少的運動，努力而想保持良好的身材。你想減重並且重新恢復活力。而如果你能適度地運動且對飲食習慣進行些微有智慧的變化，那麼你的願望將不難實現。

下列之保持身材的方法對初學者而言也非常合適，因爲我設計了一套多樣式的運動，使人人皆能以家中常見之設備來健身。在我的計劃中你可以利用普通毛巾來取代舉重器，可以利用側邊身體的力量來取代啞鈴。這是一種不需要購買昂貴的器材，就能幫助您保持健美身材及身體彈性的方法。雖然這個訓練計劃是專爲初學者，及那些已經放棄運動很久的人而設的，但我認爲它仍然對具有不同的健身程度的人有很大的益處，像我現在即使出外旅遊或在體育館內練習累了時，我還是會依照這個計劃來訓練。

如果你是個初入健身世界的人，那麼大概需要一個月左右，我的計劃才能在你身上產生明顯的效果，但是對於那些身材較差者這個效果可能更迅速、更明顯。通常在使用這個計劃的剛開始幾個月，您就可以快速地收到肌肉力氣增强，身體的柔軟度、靈敏度及協調性均有明顯地進步。至於那些已在從事某些訓練計劃的人員，可以使用本計劃來加强您現有之計劃的效果。健美先生及小姐經常使用下列之伸展及運動方法，再配合其他規律性的設計來達到健身的目標。

現在你已經準備好要開始從事這項運動了，請記住要養成習慣。切勿在剛開始出現沮喪的徵兆時即放棄。如果害怕造成運動傷害的話，請先跳到第五章，閱讀它預防傷害的原則之後再開始進行。但千萬別讓害怕或天生的怯懦阻擋了自己追求一生健康及健美的目標。無論您現在的身材水準爲何，試著善用智慧、幽默及用心地去處理每個計劃。絶對不要放棄。

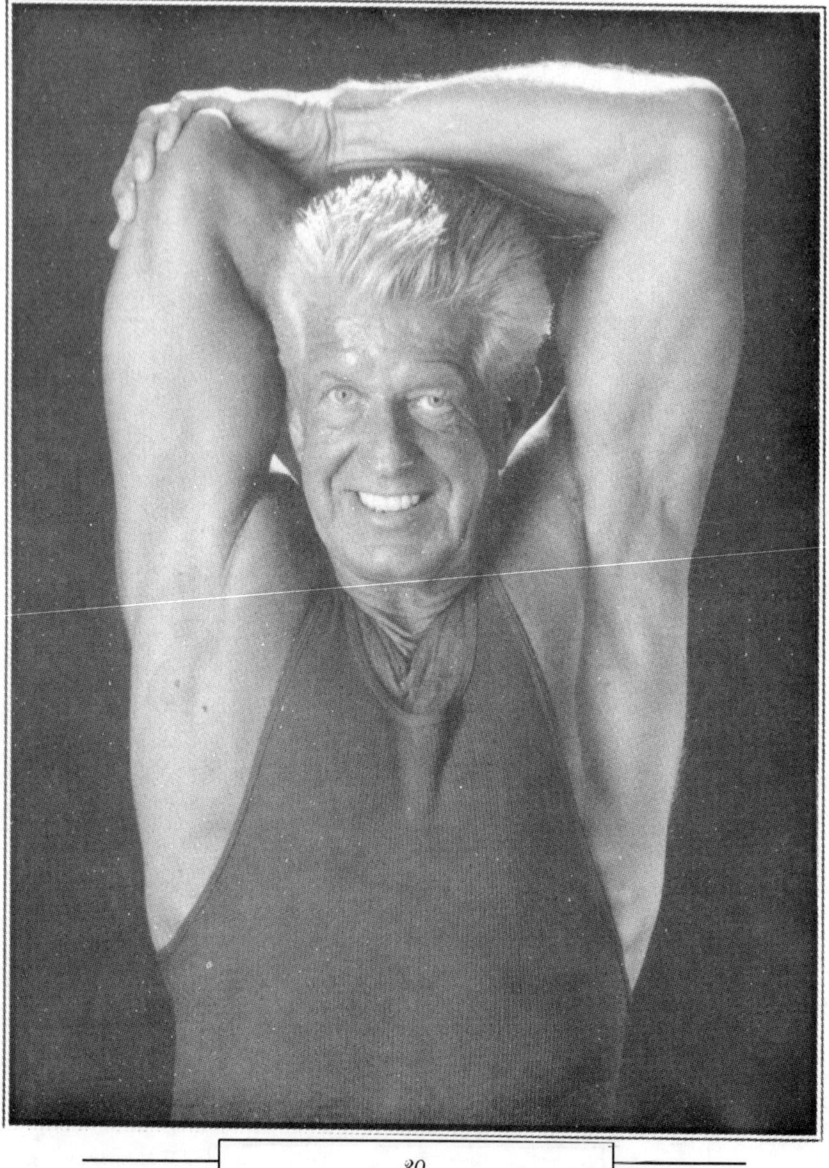

3 第一階段：暖身運動

在每次運動前都需進行暖身運動及伸展運動。這點實在是太重要了。有氧運動及力量訓練對於維護身體健康非常重要，而身體的柔軟度則是保持獨立及全身協調運動的重點。事實上，這些都是美國運動醫學院强調最低限度之健身的好處之一。

肌肉僵硬有可能自三十歲即開始侵襲我們，且隨著年紀增長有逐年惡化的趨勢。但這種肌肉衰退的作用是可防止的。如果進行適當的柔軟度運動，則即使那些運動能力受到限制的男女，均可見顯著的改善。

僵硬的肌肉和關節均爲不活動的結果，因爲只要你不用活動力則自然失去活動力。伸展運動可以使僵硬的肌肉舒緩，並潤滑關節以使您的每一塊肌肉均進行完全運動。最重要的是，靈活的四肢意謂著您可繼續享受人生黃金歲月的一切正常活動。

定期的伸展運動可達成下列效果：

*減少肌肉緊張；

＊預防肌肉及關節受傷；
＊促進血液循環；
＊保持身體平衡及柔軟度；
＊促進全身協調；
＊增進運動範圍。

剛開始時你應該逐步地進行伸展運動而後養成習慣。由於有些伸展動作是在舒張一些你大概已經忘了自己擁有的那些肌肉，因此可能會感覺不太舒服。此刻應給自己一些時間來調適這些張力。伸展運動並非競賽性的運動，因此，您無需上緊發條或與人競爭即可獲益。藉由慢慢地學習如何適當且有效地伸展來享受伸展運動。在伸展肌肉及關節時只需達到一定緊張程度即可。至於柔軟度運動，則需緩慢地控制好來完成這項運動。而一些錯誤的姿勢只會導致疼痛與肌肉傷害而已。一旦發生受傷的情況，即應立即停止。

正確的方法是集中注意力在收縮伸展的肌肉上，然後進行放鬆，再維持緊張收縮，而不適當的方法則是跳上跳下或是伸展至疼痛爲止。

在每次進行伸展運動前先步行五分鐘，以便使肌肉在預備狀態，再進行伸展運動時可以容易些。進行伸展運動時，肌肉伸展至輕微程度時即可放鬆。當你保持這個動作的時候，肌肉緊張的感覺應該會消失。如果不會消失的話，則稍微放鬆一點，直到感覺比較舒服爲止。在此期間，同時要學著如何注意身體所發出的警訊。

在進行較簡易的舒張伸展運動之後，接下來就逐漸進入一些難度較高的伸展運動。向前後再多伸展一英吋長，直到覺得肌肉有點緊張，然後即保持著這個姿勢十到三十秒。請小心控制一切。這個緊張的張力會逐漸減少，如果它並未減少，稍微放輕鬆一點。在進行伸展運動時呼吸速度宜緩且放鬆。在吐氣時進行伸展，而於緩慢吸氣時保持著伸展姿勢。

一旦你學會了如何伸展，就可以發展出適合自己的規律運動，但在下頁的內容中我將向您介紹我於運動前後所進行之伸展運動。

有許多人認爲伸展運動毫無意義，因此根本不想進行這項工作。其結果造成，他們要求自己的太嚴格，也太快速了，終於導致運動傷害。我之所以從事伸展運動的原因，主要是我想確定我的肌腱、韌帶及肌肉都呈放鬆及柔軟的狀態。這也正是爲什麼我從未曾發生過肌肉拉傷的原因了。

我建議每天早晨至少進行六至十次的伸展運動。每次大約伸展三至六次。每個主要肌肉都試著進行一次伸展運動（我最常做之伸展部位列於本章節末）。如果白天時我覺得肌肉緊繃、痠痛或緊張，晚上休息時我會做一些我最喜歡的伸展運動，以減輕肌肉緊張。

（註：在從事伸展運動或任何運動計劃之前，都必須先向醫師諮詢，特別是如果你已久未運動的話。）

仰臥伸展

平躺下來，手臂朝北平舉而腿部則朝南伸展。以手向北伸展，腳趾向南伸展來達到伸展手臂、肩膀、脊柱、腹部肌肉、足部及足踝的目的。在每次伸展時試著縮小腹。這是個非常適合早上進行的運動。

單腿彎曲

平躺時，彎曲單側膝蓋，再緩慢地朝著胸部移動而後伸展腿部及下背部。盡可能頭部不要離地，平放在地上。同時別忘了也要伸展另一側的腿部肌肉。

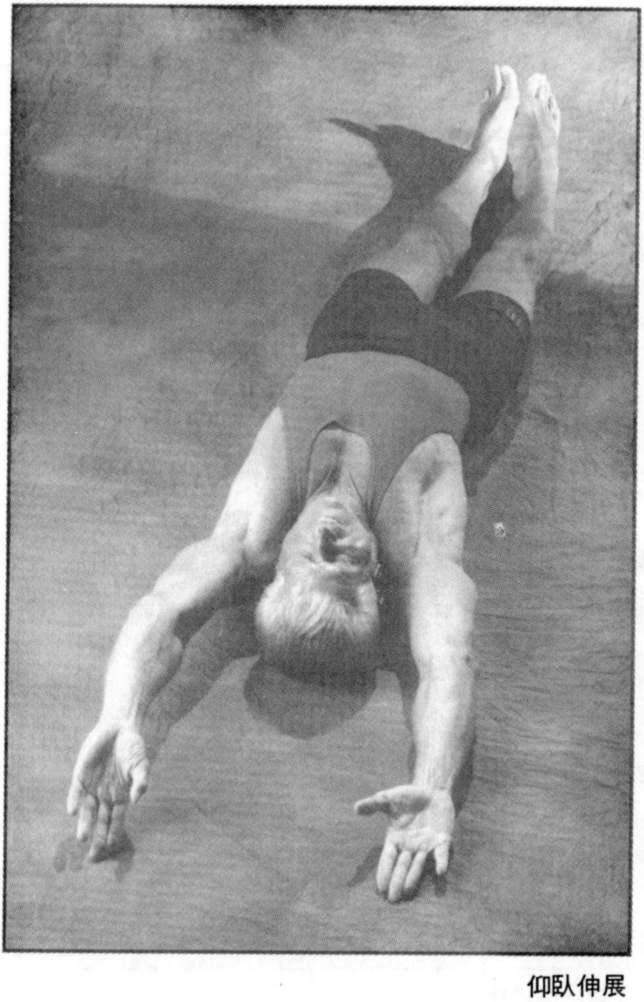

仰臥伸展

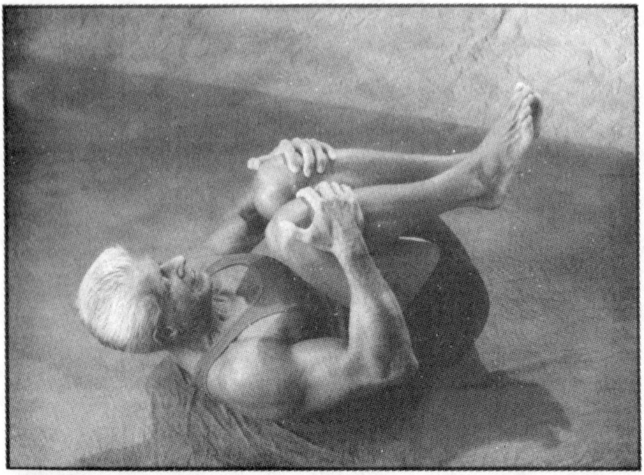

雙腿彎曲

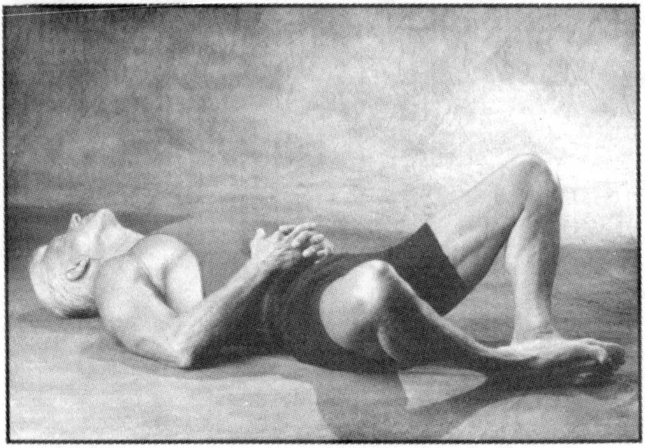

大腿內側伸展

雙腿彎曲

一次拉起一條腿朝著胸部移動，當雙腿均置於胸前時，集中注意力將頭部朝著膝蓋的方向上舉。

下背部伸展運動

平躺在地上，膝蓋彎曲，但足部平放在地板上，雙手則放在頭的後面。縮緊臀肌及腹肌以減輕下背部肌肉之緊張。維持此動作數秒，再放鬆。接下來，將手平放在身體兩側，深呼吸，然後慢慢地將軀幹昇離地板。慢慢地吐氣並同時將軀幹再向下放置，而後恢復原狀。

頸部伸展運動

從前一個伸展運動的開始姿勢起，將下顎朝向右肩轉動，頭部不要離地，轉動至感覺伸展很簡單容易之處。而後靜止一會兒，再轉向另一邊。

背頸部伸展運動

從上一個伸展運動之起始動作開始，手指交叉置於腦後，慢慢地將頭部向前拉動，就好像要坐起來一般，直到頸背部感到有些微的伸展感覺爲止。保持這個動作數秒鐘，然後再將頸部緩緩地平放於地板上。這個運動可以幫助我們減輕頸部及背柱側部位之肌肉緊張。因爲這些部位之肌肉如果緊張很容易造成頭痛，因此可減低頭痛的發生率。

大腿內側伸展運動

仍舊是平躺的姿勢，雙腳腳掌心靠攏，利用重力使膝蓋微微張開，以便伸展大腿內側及鼠蹊部的肌肉。保持這個動作數秒鐘之後然後放鬆。

坐姿大腿內側伸展運動

坐在地板上，雙腳腳掌併立如同前一個姿勢般。再將足踝移至距離腿部分叉處的適當且舒服的位置處。以雙手捉住足部及腳趾，慢慢地使身體前傾直到感覺內側大腿及鼠蹊部之肌肉有輕微伸展的情況爲止。切勿自頸部起自前彎曲。前彎動作應自臀部起始，下背部保持平坦，雙眼直視前方。在不對肌肉產生緊迫壓力的情況下保持這個動作數秒鐘，然後再慢慢地放開，可將手肘置於膝蓋上或附近，以幫助促進伸展運動。一旦肌肉緊張的情況消失之後，可將自己再輕輕地更拉向前方，以增加伸展的程度。

坐姿腿窩伸展運動（拉筋）

你以前一定看過這個伸展運動。運動員經常利用這個動作來伸展腿窩，即伸展膝蓋背部之肌鍵。首先左腿伸直，右腿彎曲，使右腳掌面能面對著左上腿之內側。切勿抱住伸直的那條腿。左足足面，腳趾及足踝呈垂直狀向上，而後輕輕地自臀部向前彎曲以便於伸展左上方之腿窩處的肌腱。必要時可使用毛巾來幫助你保持此伸展運動的姿勢。使用方法爲將毛巾裹住足部，拉住另一端，使整個軀幹向前傾。之後再換另一邊進行相同的動作。

打坐

這種瑜伽姿勢除了能夠消除肌肉緊張之外並無特別的意義。有些人可以很輕鬆地便完成

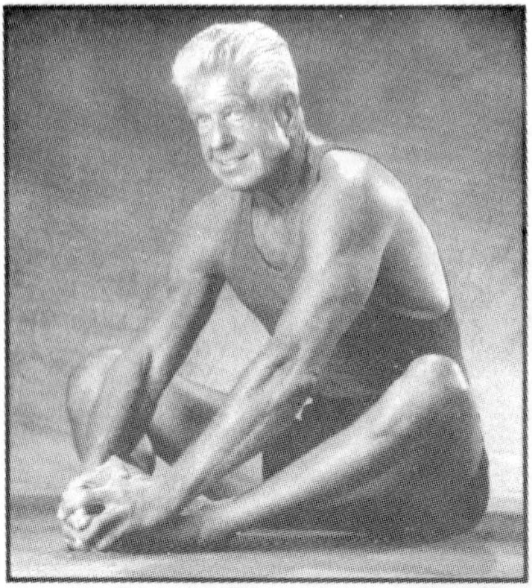

坐姿大腿內側伸展

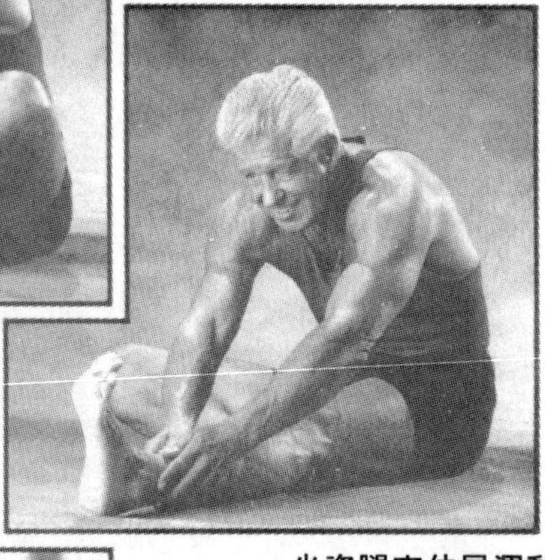

坐姿腿窩伸展運動

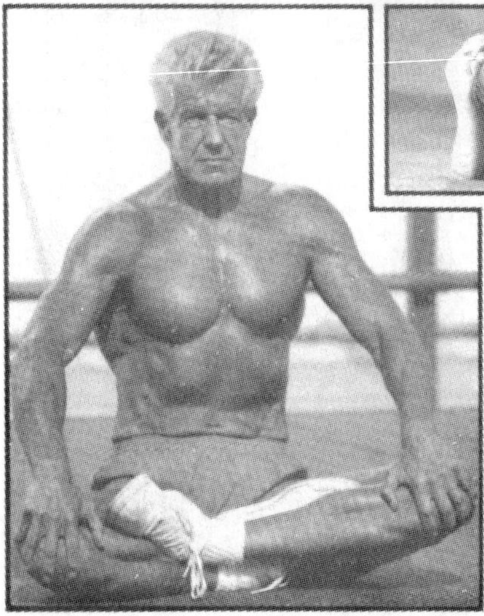

打坐（蓮花坐）姿勢

這個動作，但有些人則不太容易。如果打坐時感覺疼痛，則不需要再勉强進行。而且必須在完整地進行第一個姿勢之後才能再繼續進行下一個姿勢。

平坐在地板上雙腿伸直。用手將左足置於右大腿上。您的膝蓋仍應平放於地板上（在進行這項運動前請務必先舒緩您的足踝）。如果此時膝蓋無法平放於地板上的話，切勿再繼續下一個動作。一般來說要想完成這個動作大約需要練習好幾個禮拜。一旦做到之後，將右腳彎曲，置於左腿上。盡可能保持背部直立姿勢。現在你即處於標準的打坐（蓮花坐）的姿勢了。深呼吸後再放鬆肌肉。

站姿腿窩伸展運動

站立時雙腳張開與肩同寬，雙眼平視前方。同時還要保持背部直立。輕輕地彎曲膝蓋大腿前側之四頭肌拉緊，並放鬆及伸展腿窩。

如果您的姿勢正確，那麼您的四頭肌將感覺到堅硬及拉緊的感覺，而腿窩則由於呈伸展狀態，因此腿窩之肌肉及肌腱會變得柔軟及放鬆。

站姿腿窩伸展運動

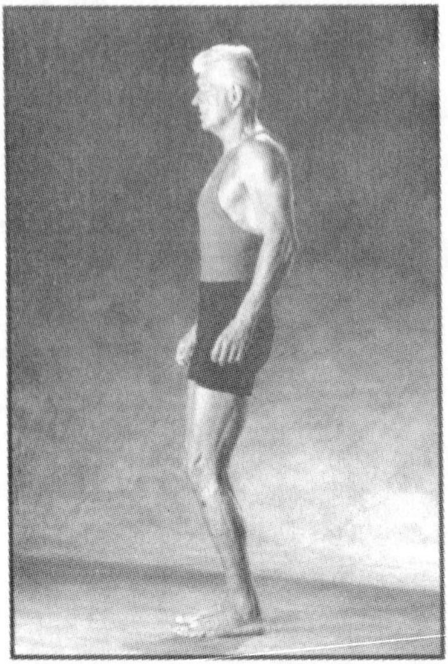

觸趾運動

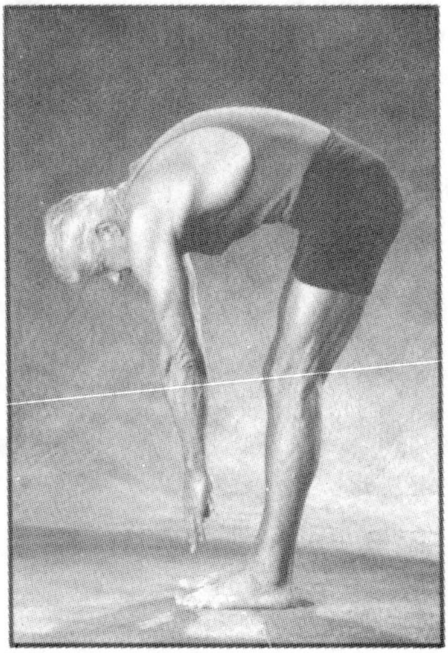

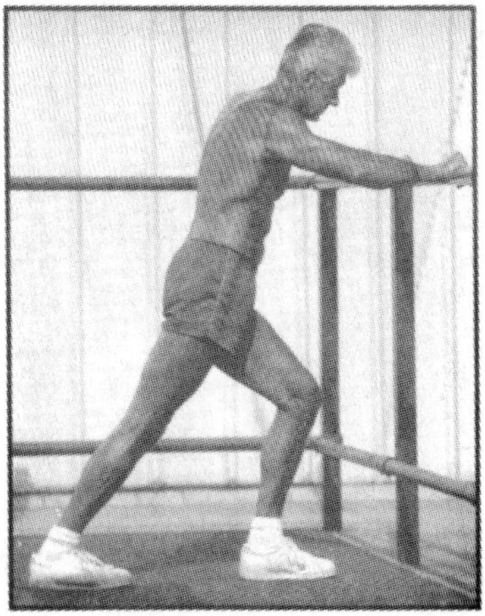

站姿小腿伸展運動

觸趾運動

由前一個伸展運動之起始位置開始，緩緩地由臀部向前彎曲，彷彿將觸及腳趾。膝蓋可稍微彎曲以避免對下腿部造成壓力。讓頸部及手臂放鬆，直到感覺下背部、臀部、鼠蹊及腿窩處之肌肉呈輕微伸展狀態爲止。保持這個動作數秒鐘直到全身放鬆爲止。有些人可能無法觸及腳趾。

樓梯伸展運動

將腳拇趾底部的足球置於樓梯階的邊緣，而足跟部則在邊緣懸掛著。逐漸降低足跟使其低於梯階的階面，以便伸展阿基里斯腱及足踝部。進行此動作之伸展運動時雙手扶住欄杆以保持平衡，而雙腿應保持直立狀。切勿跳動。

站姿小腿伸展運動

以雙手攙扶著欄杆或扶著牆壁，使身體距離牆面約手臂長的距離。前腿彎曲，後腿伸直，雙足則平貼於地板上。再慢慢地將臀部前移以伸展腿部及臀部。更換雙腿位置而後再重新進行一次。這對於散步及慢跑者均爲良好之運動。

站姿伸展四頭肌

依舊保持扶著欄杆或靠在牆邊的姿勢，使用右手向後握住右足頂。輕輕地使足跟部靠近臀部以便伸展膝蓋及四頭肌。膝蓋應自然性彎曲，保持這個動作數秒鐘。然後再伸展另一隻腳。

胳臂上抱運動

將雙臂舉至頭頂上，並以左手握住右手手肘。然後右手則懸掛於頸後。輕輕地拉起位於頭部後方之手肘以伸展三頭肌（沿著上臂背側之肌肉）及肩膀頂端之肌肉。保持這個姿勢數秒鐘，然後放鬆，再進行另一邊。

深呼吸

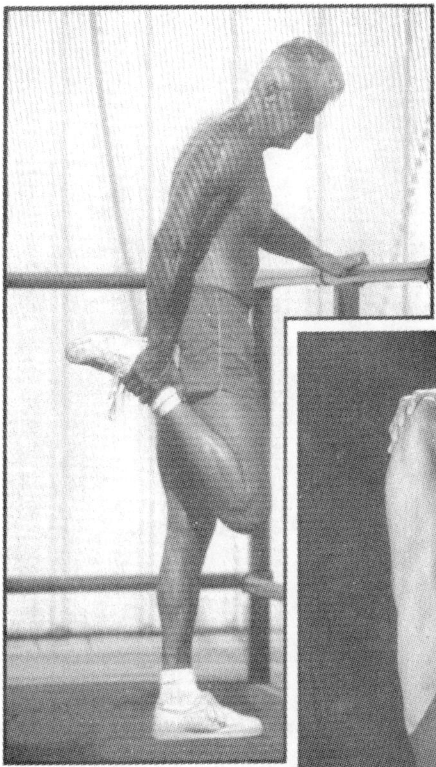

站姿伸展四頭肌

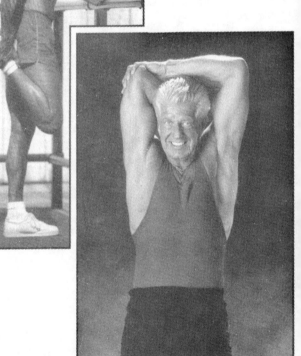

胳臂上抱運動

這個動作雖非伸展運動，但卻可以提供額外的氧氣以使您保持活力。深深地吸氣使胸廓擴展至最大，然後在慢慢地吐氣。重複數次。如果此時眼冒金星或感覺虛弱的話，請停止深呼吸並放鬆。當你習慣於吸入的氧氣進入全身系統時，眼前的黑點就會消失。這個動作無論是在開車時、在書桌或在床上時，全天候均可進行。這是個恢復精神的好辦法。

我最喜歡之伸展運動

*可放鬆全身的仰臥伸展運動。
*可放鬆下背部的下背部伸展運動。
*可放鬆大腿內側及鼠蹊的坐姿大腿內側伸展運動。
*可放鬆腿窩部之坐姿腿窩伸展運動。
*可放鬆小腿肌肉之站姿小腿伸展運動。
*可放鬆三頭肌及肩膀之胳臂上抱運動。
*使您體力充沛之深呼吸。

4 第二階段：等張力運動計劃

數年前由於我無法至體育館內運動，因此在那段期間中我自創了等張力運動計劃。我將那些能使我擁有等力、等張及耐力訓練的各項運動組合起來，即成爲等張力運動計劃。通常每個運動只需花數分鐘的時間即可完成，且在練習數個禮拜後其效果會令人非常驚訝。這些運動不僅能增加肌肉的大小及力量，同時還會產生許多遠比醫師及專業健身機構所能想像的更佳的效果。舉個例子來說，根據關節炎基金會最近的一項報告指出，等力運動及其他輕度的關節運動，可以藉由改進關節部位附近的肌肉，及保持關節適度的運動範圍，而有改善關節炎的作用，當你改善關節附近之肌肉强度時，使得關節能夠承受更大的力量，因此可真正達到改善關節力量之目的。

等張運動（Isotonic）爲收縮那些於移動關節時常使用之肌肉。等力運動（Isometric）爲對抗某個固定物來運動一組肌肉，只改變張力之大小而已。利用這二種技術可以使您的肌肉得以以完整的運動範圍來運動。請記住，每個動作都必需做到完整的伸展的程度。在進行這些運動時切勿摒住呼吸，因爲那將使血壓上升。適度地呼吸可以使您多從事幾項運動而不感覺勞累。

等張力運動本身不會影響體重，不會促進活力或改善心臟血管系統之作用。但這是個使你加油、改善肌肉彈性以及讓您做好準備工作，以便進行更深入的舉重運動（請見第7章）。即使您已經是位健身員或舉重選手，也可以利用這個計劃來幫助你，使定期的運動訓練達到更佳之效果。本章節中所有的運動都能幫助你鍛鍊你的肌肉。特別是某些硬裡子的健身員經常採用部分運動方法來突顯自己的肌肉，好參加表演或是比賽。我將健身員、業餘運動員及三十、四十、五十和八十歲之中老年人均列入我的計劃中。這些人可以以最少的努力在短期內即收到驚人之效果，例如他們的心態、活力及整個生理狀況和外表均有極明顯的改變。

你也可以辦得到。

接下來這一系列運動之基本原則爲假如你靠著外物來鍛鍊肌肉，使它緊張至極致的話，肌肉自然而然地會强化。没有任何一個動作是浪費無用的。你所需要的只是一條沐浴用的毛巾及自己肌肉的力量。這對於那些經常出外旅行無法經常至體育館運動的人而言，的確是個極寶貴的例行工作。很多人都曉得我有在旅館房間中，甚至飛機上運動的習慣。盡可能凡事皆事必躬親，那麼維持身體健康將不是件難事。

肌肉的建立與運動方向是相反的，而非正向的。例如，當你在進行推舉的動作時，肌肉完全是在對抗向下的力量，而非將自己上推。如果這個推舉動作只進行一部分的話，那麼該處大約只有七〇～八〇%的肌肉在運動。因此在運動時必須集中注意力在那些「反向」動作，以便使肌肉完全地運動。所有的運動在執行都應以適當的方式，完全集中注意力及平衡來進行，否則只是在浪費時間而已。

在本章節末我列出了一些您在開始進行自己的等張力運動計劃時的一些建議。這整個例行運動每隔二天所花費的時間不超過四十五至五十分鐘，當然爲了您的健康，所要付出的代價並不昂貴。我已經執行這套計劃整整五十年了，如果我只能選擇一種健身方法的話，那麼，我還是會選擇這個。

肩膀壓縮運動

將毛巾跨過背後，雙手各執毛巾一點，左手在上，右手在下，使左手拳頭正好位於背脊中央，而右手手肘彎曲位於上方。左手握住毛巾固定不動，右手則將毛巾向上拉取直到伸直

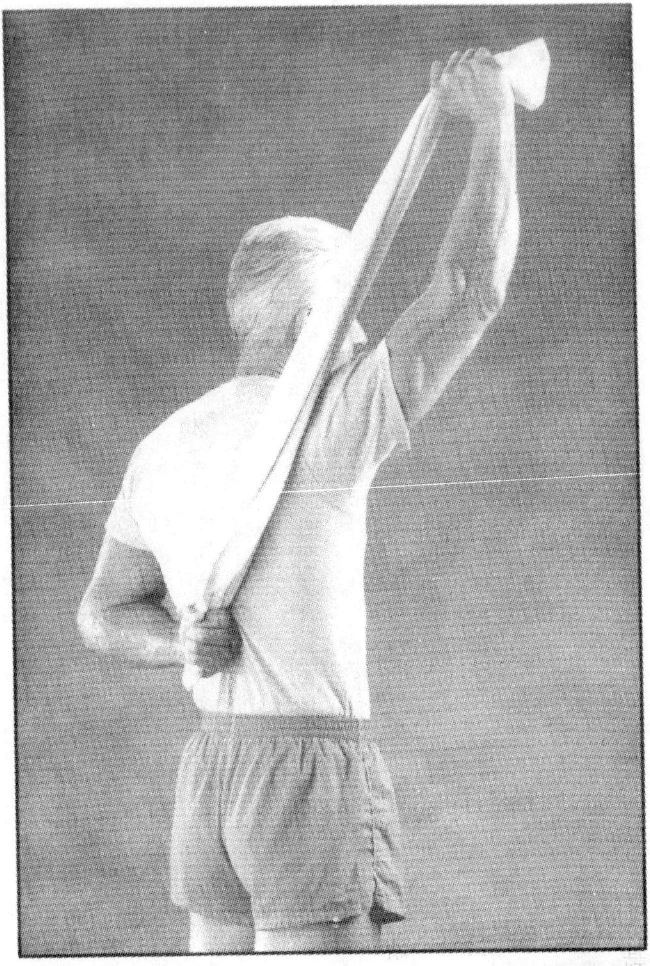

肩膀壓縮運動

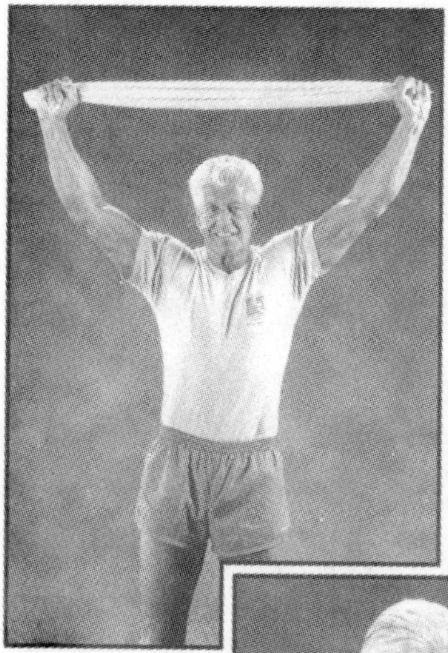

肩膀搖動運動

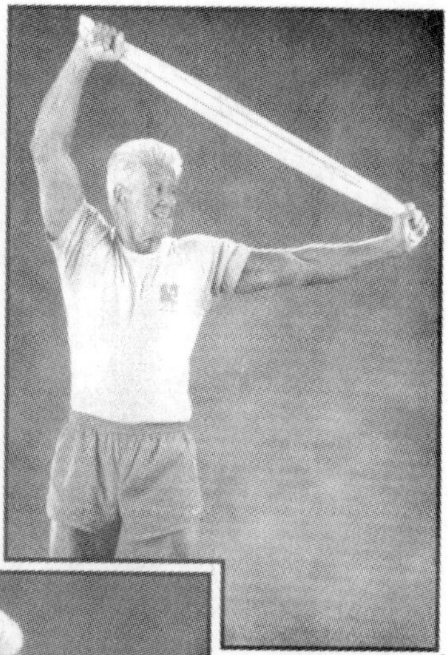

肩膀搖動運動

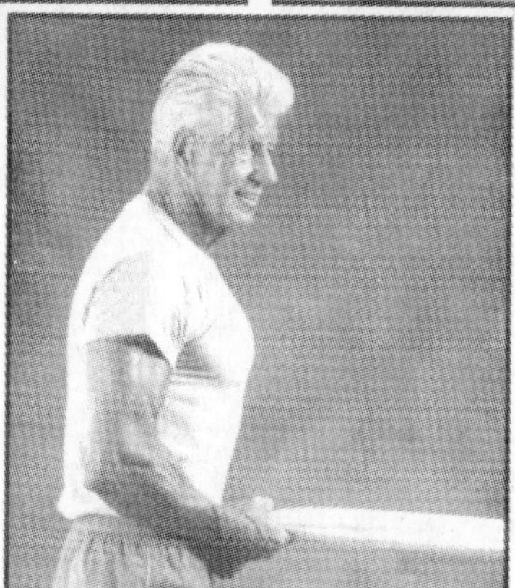

拖拉運動

爲止。而後右手握住毛巾固定不動，左手則將毛巾向下拉動直到回復原位爲止。此動作可以幫助你建立肩膀之肌肉。然後再換邊進行，使得右手在背後方，左手則位於肩膀上方，重複進行整個運動。

肩膀搖動運動

雙手張開大約2½英呎寬抓住毛巾，將毛巾上舉至頭部以上，雙臂保持僵直，先以左手用力拉扯，而右手則奮力抵抗直到右手臂之二頭肌碰到頭部爲止。然後以右手用力拉扯而左手抵抗，直到左手臂之二頭肌碰到頭部爲止。這個運動可以幫你鍛鍊三角肌，即覆蓋肩關節之肌肉以及背上方之斜方肌。這些肌肉的鍛鍊可讓你看起來比較高。請記住，此運動應緩慢地進行，且二隻手臂相抗衡的力量應當一致。

拖拉運動

將毛巾綁在門把上或固定在其他像樓梯扶杆之上。雙手就好像握住球棒一樣握住毛巾，雙腳張開站立，其寬度稍微大於肩膀，膝蓋彎曲。拉住毛巾使身體拉向門邊，然後再緩緩地

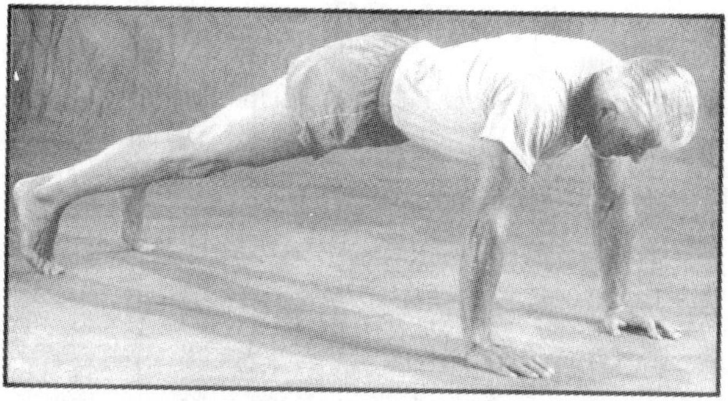

伏地挺身

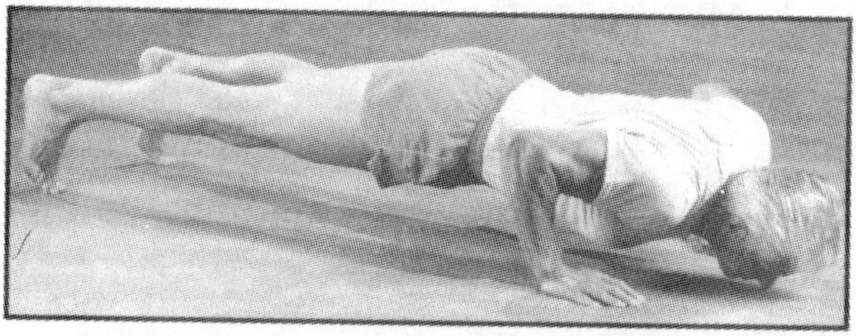

伏地挺身

膝蓋著地挺身

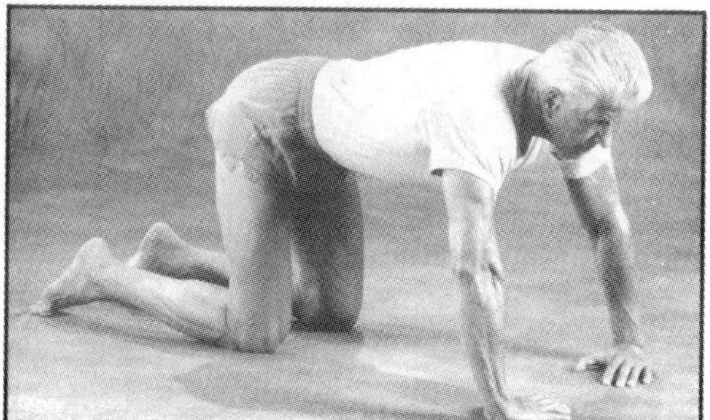

歸回原位。這個運動可以幫助鍛鍊位於肩胛骨外側方可使您背部呈V字形的闊背肌。當你的身體移向及離開門的時候，均應透過拖拉此毛巾來達成此項運動。

伏地挺身

趴下雙腳抵著牆或是任何重家具。將雙手手掌以與肩同寬的距離置於地板上，然後挺身，身體離地之高度正好爲手長，同時腿部及臀部儘量隨立保持筆直，臀部稍微比肩膀還高些。然後再向下移動，作伏地動作，其下巴距離地面之高度約爲二或三英吋以內，然後再挺身上舉。

理想的體型是使身體自足跟至肩膀保持

膝蓋著地伏地

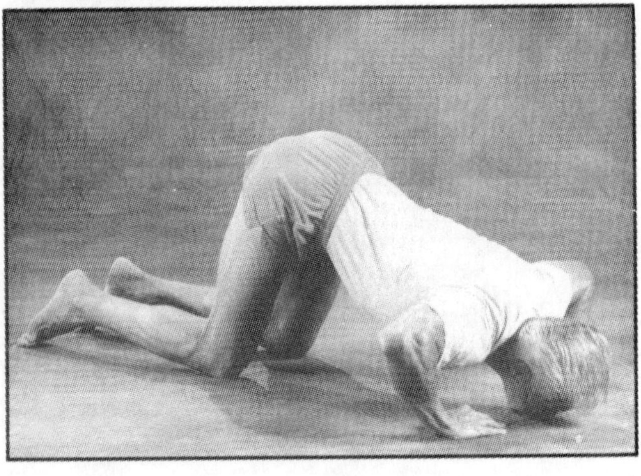

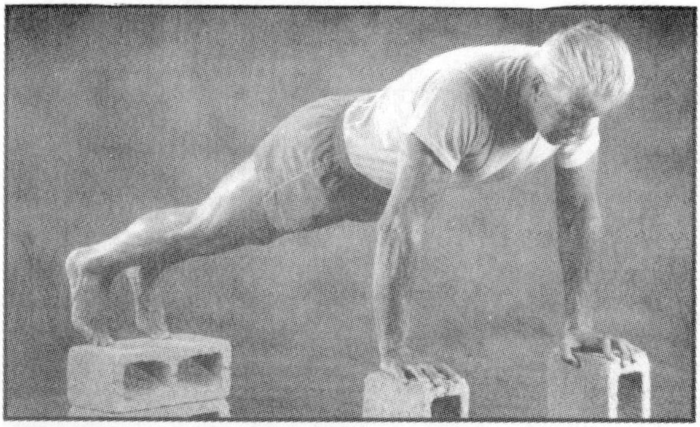

椅子伏地挺身

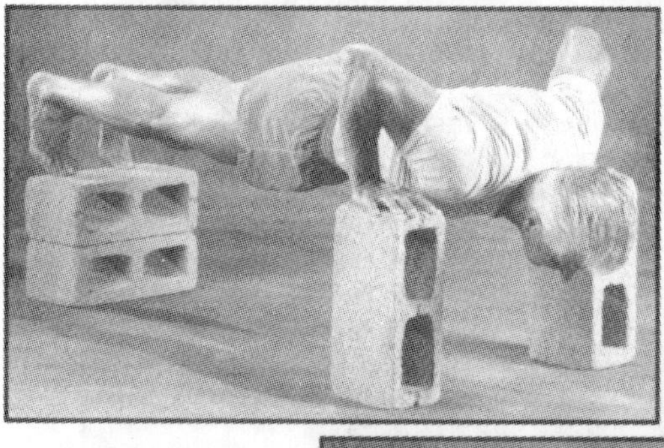

椅子伏地挺身

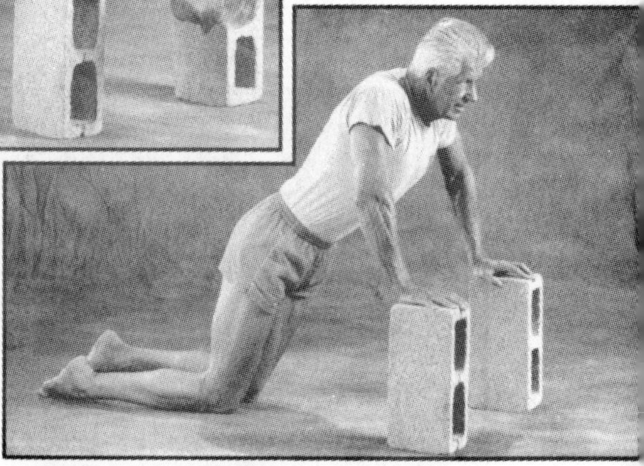

膝蓋著地椅子伏地挺身

爲一體的狀況。如果做這樣的伏地挺身有困難的話，則可試著膝蓋著地來進行。如果想要努力訓練自己者，可以使用椅子或其他的支撐物。將椅子放置於與肩同寬的距離，並將掌心置於椅面上。然後撐起手臂挺身，再降低身體位置，直到下巴低於椅子高度爲止。這是一項有益於練習腹肌之運動。

椅子伏地挺身

將兩支直背式的椅子（或磚頭）面對面的放好，其寬度比肩膀還要寬些。雙掌置於距離椅緣不遠的椅面上，臉朝下。請注意雙手手掌必須貼緊於椅面上，如果椅子分得太遠則容易滑落並受傷。雙腿向後伸直，在整

膝蓋著地椅子伏地挺身

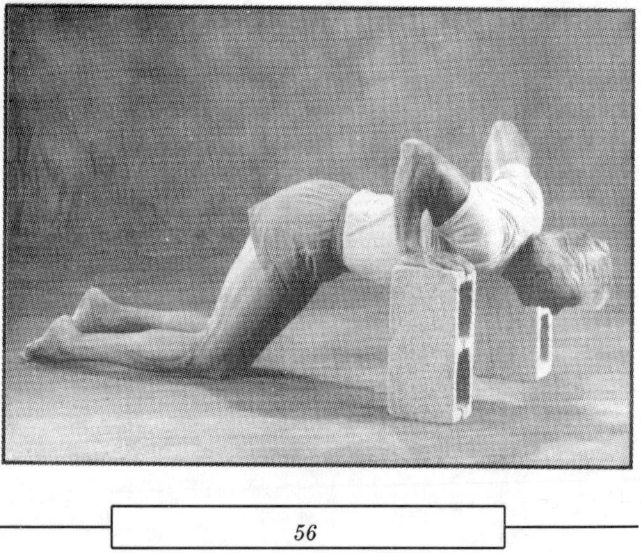

個運動期間雙腿均應保持平直。緩慢地使身體向下降，直到胸部低於椅座下，且此時雙手伸直（第1種）。與挺身運動非常相似，此運動亦可練就胸部及肩膀肌肉。如果你需要幫助的話，則以膝蓋著地來進行這項運動（第2種）。至於那些希望給自己更多挑戰及鍛鍊者，可利用低矮的腳台來墊高足部（第3種方式）。這一個運動項目即足以對你的上身有很大的幫助。

胸肌上舉運動

雙腿與肩同寬分開站立著，而雙手於胃前合掌如同修女院院長一般。利用胸肌之力量使雙手產生大小相同，方向相反的抗衡力量，伸縮連接臂膀及胸壁的胸肌。這對於無法進行椅子伏地挺身的婦女而言，尤其是一項適合的運動。

毛巾抗衡運動

保持坐姿，將左手肘置於近左膝之大腿部。將毛巾繞過左手掌，以右手抓住毛巾的另一頭。身體前傾，左手向上拉而右手則以二頭肌的力量抵抗。接下去，右手向下拉改以左手抵

胸肌上舉運動

毛巾抗衡運動

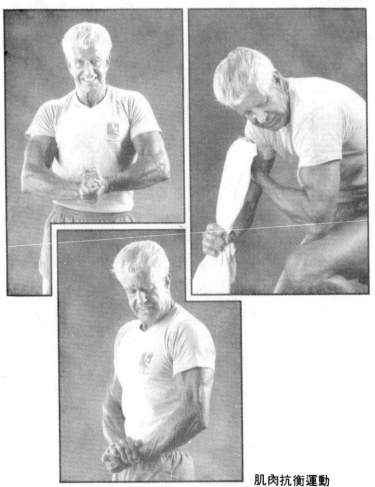

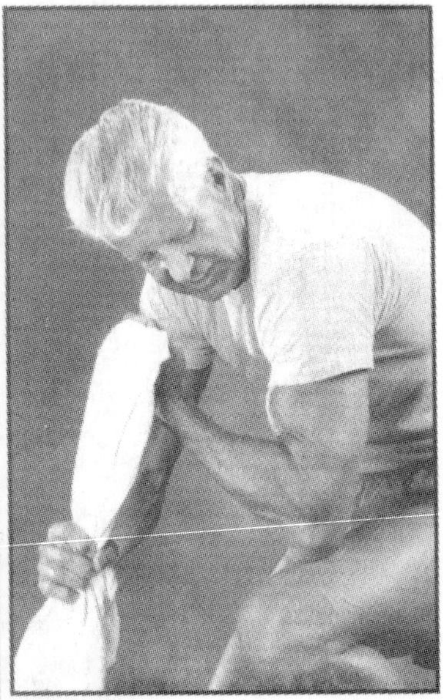

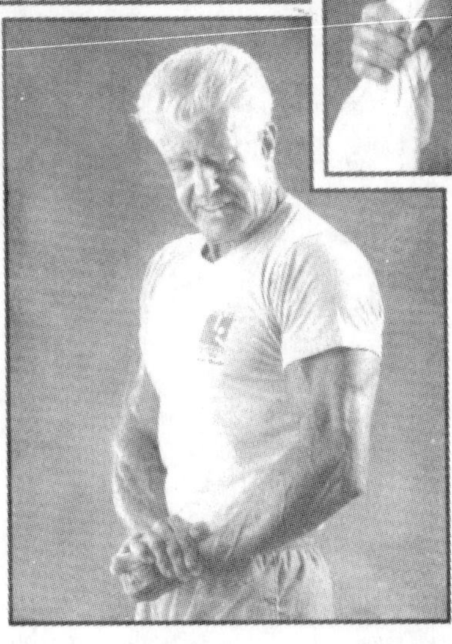

肌肉抗衡運動

抗。此動作完畢之後再換邊重複進行。在運動肌肉時應使肌肉得以完全地伸展及收縮，切勿彎曲腕關節。這運動主要是適用於鍛鍊那些在我們年紀漸長時，會在短袖衫袖子內晃動鬆弛的二頭肌。

肌肉抗衡運動

右手在上，左手在下握於腰前，左手向上推而右手則奮力抵抗。此運動主要用來鍛鍊二頭肌，在完成右上左下的運動之後，再改成左上右下的姿勢換邊運動。由於「反向」的力量也會鍛鍊一些肌肉，因此也應該注意向下運動時的肌肉狀況。

二頭肌收縮運動

這是一個古老的練習肌肉的方法。只需要使二頭肌收縮即可幫你鍛鍊肌肉之外形。將手腕向內彎曲，注意讓血流充填至此部位之肌肉。保持這個動作數秒鐘。慢慢地收縮及放鬆二頭肌，感覺一下其變得結實的情況。右手鍛鍊完畢後改換左手，練習左手之二頭肌。

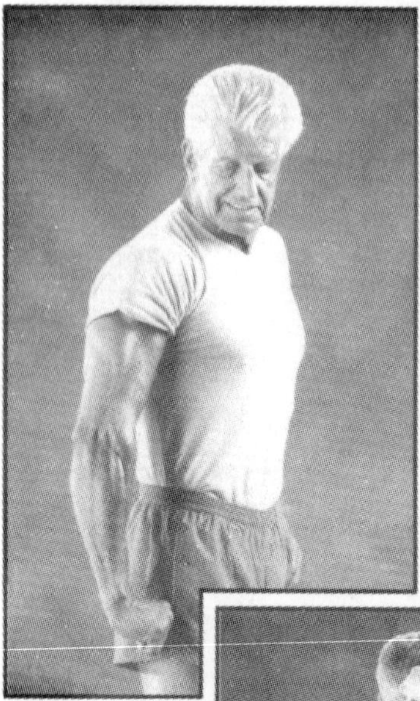

三頭肌收縮運動

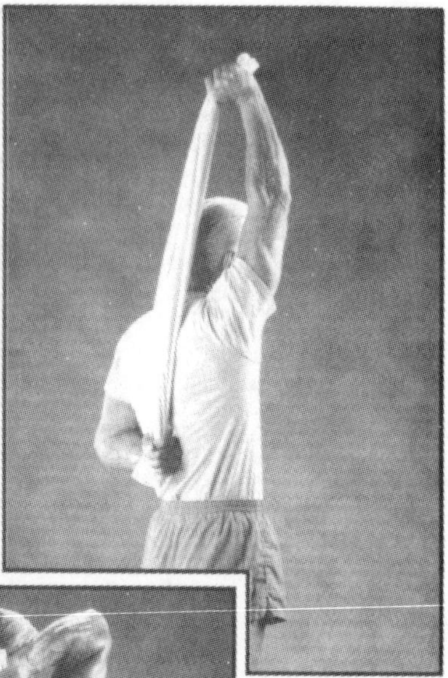

三頭肌壓縮運動

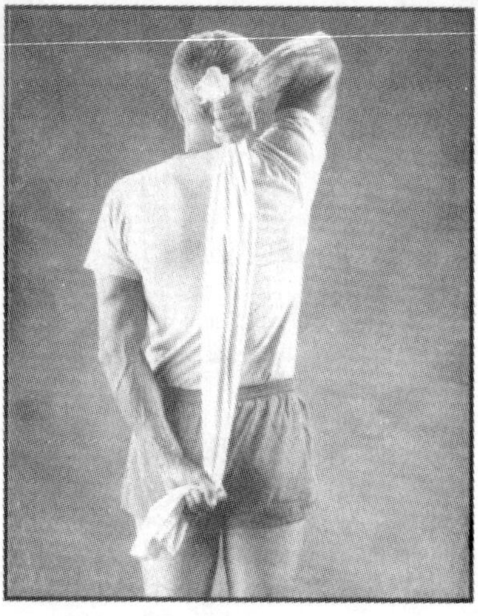

三頭肌壓縮運動

三頭肌收縮運動

與二頭肌收縮運動相同，您的目標就是收縮三頭肌。將右臂稍微置於身體後側，伸直，使手腕朝向身體，慢慢地收縮及放縮三頭肌，使血液聚集於該處，感覺一下肌肉變得結實的情況。右手臂鍛鍊完畢之後，改換左手臂繼續練習。

三頭肌壓縮運動

雙手各執毛巾一端，將毛巾置於背後，右手伸直在上，左手則橫跨背部。左手掌面應以背離背部的方向抓住毛巾。左手用力向下拉毛巾，而右手抵抗直到左手臂伸直，右手臂已橫跨頭部背側爲止。之後再以右手用力將毛巾向上拉，左手予以反抗直到回復原來的位置爲止。這個運動可以鍛鍊沿著上臂背部的三頭肌。這個地方一旦人年過三十之後即非常容易堆積脂肪。接下去更換手部的位置，以左手臂直立在上，右手臂橫跨背部中央，重複這個運動。

這個運動還可擴張肩膀外緣之肌肉，鍛鍊前臂及鞏固肩胛骨下方之肌肉。這個運動的另一個好處就是幫助你改變身材。它可調節肌肉狀況，使您的肩膀能在不知不覺中恢復原位。

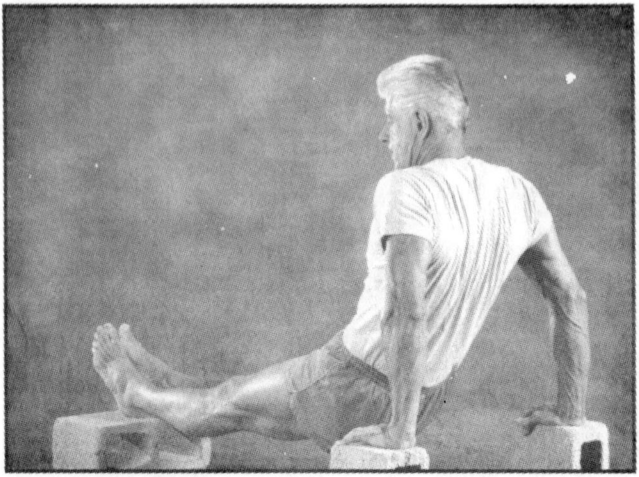

反向伏地挺身運動

反向伏地挺身運動

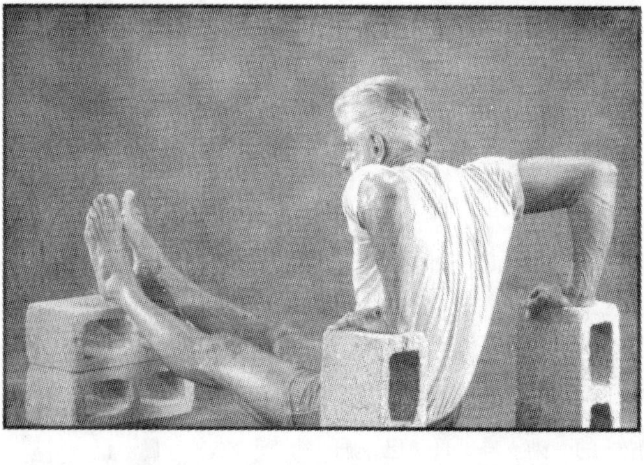

反向伏地挺身運動

這是一項可以用來除去上胸部贅肉並鍛鍊三頭肌及肩膀的運動。

第一種方法：將2張直背式的椅子或磚塊面對面地排好，其寬度稍微比肩膀寬些。將手掌置於椅面（或磚面）上，同時向前伸直雙腿，在整個運動中儘量保持雙腿呈平直狀。慢慢地使身體下降，直到臀部僅高於地面幾英吋爲止，然後伸直手臂。

第二種方法：足部下方若加添足墊，那麼反向伏地挺身會更有效些。但切勿將足部墊高於第三張椅子上，因爲這樣子平衡起來比困難，且容易對肌肉造成嚴重之傷害。

前臂拉力運動

站立著，右手握住毛巾的轉折處，而左手則抓住毛巾的另一端，雙手掌心向下。右

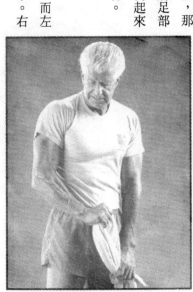

前臂拉力運動

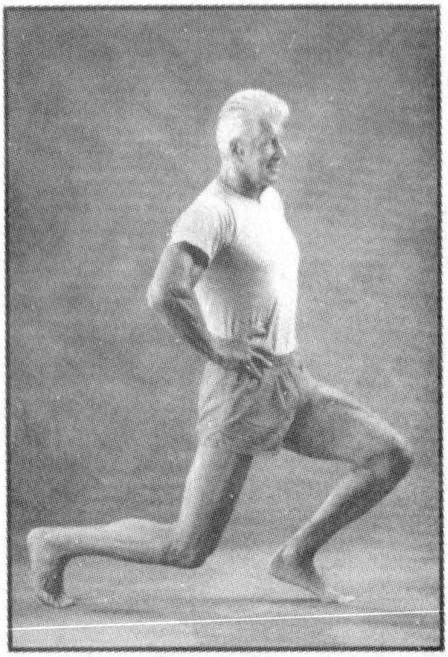
腿部弓箭步運動

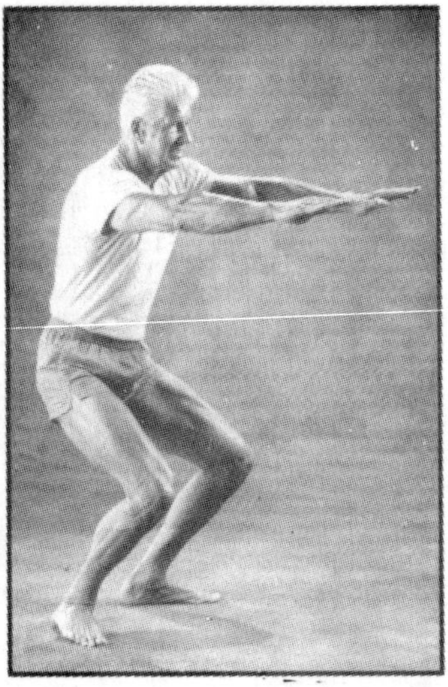
馬步運動

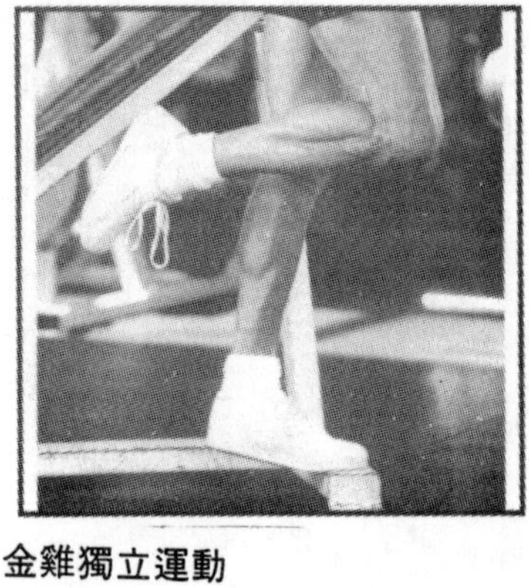
金雞獨立運動

手向上拉而左手予以反抗。接下去左手向下拉，右手予以抵抗。然後再左右對換，左手在上右手在下，同樣地進行拉力，抵抗運動。這個運動可以鍛鍊二頭肌，改善著短袖上衣時手臂處之外觀，信不信這個動作可以使您握手時更優美。

腿部弓箭步運動

雙手插腰置於臀部及腿部兩側。左腳向前跨出弓箭步，手微微地向身後伸，注意身體應保持直立狀。在完全伸展的情況下右膝距離地面約只有一、二英吋。注意膝蓋彎曲角度最好不要超過九十度否則膝蓋容易受傷。然後再回原位。現在再伸出右腿成弓箭步狀，左膝則非常靠近地面。

這個運動可以幫助消除臀部及腿側的贅肉脂肪。同時還可鍛鍊四頭肌及腿窩處。

馬步運動

我們的馬步運動大約只達傳統的馬步運動的五成而已，因爲除非你天生就有雙非常靈敏的膝蓋，否則這種運動對你而言比較吃力。完整的馬步運動會傷害膝軟骨，但五成的馬步運動則可幫助你鍛鍊大腿及小腿肌肉。

雙腿站開約八英吋寬，手臂向前平舉與肩膀同高以便平衡。上身直立，臀部下降至坐椅同高或稍高的位置，然後再保持垂直狀。在你伸直腿部時，請記住使用小腿肌肉的力氣。初學者應避免進行此項動作太多次。任何曲膝運動都會製造假象，因爲一般人可以完成許多次的曲膝運動，但也可能會因爲過度訓練反而造成嚴重的肌肉痠痛。剛開始時可以手持電話簿以增加平衡感。

反向半馬步運動

這個動作非常類似於馬步運動，但唯一的不同之處在於起始位置爲低於椅座高度，然後慢慢地抬高軀幹，再慢慢地向下回復起始動作。這是個鍛鍊大腿肌肉的好方法，但使用時必須特別小心。它通常是比較進階的學員們所練習的動作。

金雞獨立運動

站立時將左足置於右腿後方，擁抱自己而後上下拉拔自己，以鍛鍊右小腿肌肉。接下去，將右腳置於左腳後方，再重複先前之動作以鍛鍊左小腿。如果你非常想加强小腿肌肉的話，則以腳拇趾趾球處站立在中型電話簿上，平衡好並盡可能使自己的身體降低。

等張力運動計劃

暖身運動

* 五分鐘的輕度有氧運動（最好是在適當地方散步或慢跑）
* 每一種肌肉群各進行一次伸展運動（請見第3章）

肩膀及肩胛骨

* 肩膀壓縮運動。
* 肩膀搖動運動。
* 拖拉運動。

胸部及背部

*伏地挺身運動。

*椅子伏地挺身（依據個人能力使用第1、2、3種方法）。

*胸肌上舉運動。

二頭肌

*毛巾抗衡運動。

*肌肉抗衡運動。

*二頭肌收縮運動。

三頭肌

*三頭肌收縮運動。

*三頭肌壓縮運動。

＊反向伏地挺身運動（依據個人能力使用第1、2、3種方法）。

前臂

＊前臂拉力運動。

腿部

＊腿部弓箭步運動。
＊馬步運動。
＊反向馬步運動。
＊金雞獨立運動。

腹部運動

＊請見第8章。

有氧運動

＊二十到三十分鐘

舒緩運動

＊五分鐘的輕度有氧運動。

＊一些您最喜愛之伸展運動。

例行運動

剛開始時每一項運動都進行六至八次，第一周進行一次這樣的計劃，第二周則進行二次這樣的計劃。如果你覺得這樣過無法使肌肉更強健，每個動作可再多做幾次。我建議第一周時每個動作的重複進行次數盡可能地少，因爲您身上未經訓練的肌肉可能還不習慣這樣的動作，因此容易痠痛。幾周之後，你應該可以開始每次將每個動作進行十二次，如此整組重複三次，一周共進行三回合。在進行所有運動練習時請注意使用正確的姿勢。

5 預防運動傷害之原則

在我們接下去探討更激烈的有氧運動及舉重訓練之前，我想要在此先暫停一會兒，用這個章節來討論在從事任何運動之前，一個最重要的議題，那就是運動傷害的危險性。有些人甚至以為運動在發揮其功能之前會先對人體有害。這個觀念不僅大錯特錯，甚至對於那些已年過三十的男女而言更是非常危險。那種所謂「沒有痛苦，就沒有代價」的觀念可能會造成您的肌肉損傷，使你精神崩潰，當然更會阻撓您健身的終極目標。

我之所以到目前為止還能這麼健康的理由之一，在於我從事運動訓練的這些年來，我從未發生過運動傷害。我的秘訣是什麼呢?因為我總是讓自己保持在非常狀況之中，以免因怠惰沒有活力而傷害，我從未虐待自己的身體，使我的肌肉及關節受傷，當然我還知道如何適當地從事一項運動。

預防運動傷害的確有些原則。你必須要能夠解讀身體所發出來的訊號，了解痛苦與傷害間的差異。有太多太多的人都不了解其自身的限制。初學者，尤其是那些下定決心要做好者特別容易因過度訓練而受傷害。我曾經研究過職業運動員、健身員及初入健身世界的新手，發現每個人都很難預測接下去會發生什麼事，但透過柔軟體操及力量訓練，應可減少運動傷害發生的機會。

我曾拜訪在運動醫學方面有極傑出表現之賴洛依佩利大夫，向他請教一些關於健身傷害及背痛的問題。他身爲作家、發明家的身分以及近二十餘年來好萊塢明星，奧林匹克運動員進行脊椎指壓治療的經驗，使得他成爲世界知名之健身顧問並到處演講。

佩利大夫和我一致同意當我們年紀漸長時，我們就愈容易罹患痠痛症狀，不是這裡痛就是那裡不舒服。而一旦這種不適症狀從輕微逐漸延長，且頻率也增加的情況時，您的健康可能就有問題了。大部分年紀較長之成年人常罹患的疼痛包括背痛、頭痛及舊傷引起之疼痛。但，這些疼痛在較不活動的人身上發生的時間，較其他追求健康的定期運動者來的早些。

一般在剛開始運動時可能會發生部分疼痛的情況。這些情況係因肌肉伸展及脂肪萎縮所致，但經過一段時間之後，肌肉力量自然而然地會增強且疼痛也會減輕。雖然運動還可幫助您減輕某些慢性疼痛，但運動前請先與醫師討論。很明顯地，如果您有背痛的情況時，就不應該進行吃力的舉重運動。

以下，我們逐一來討論運動時可能發生的疼痛。

肌肉疼痛與痠痛

如果您打算進行舉重練習的話，就應該有心理準備，您的肌肉可能有輕微的痠痛，但絕非椎心刺骨的痛。大部分的這些疼痛都是由於肌肉細胞輕度的拉扯所致。這些拉扯會造成發炎及腫脹的症狀，但是別擔心，這些症狀都是很自然地使肌肉更結實的拉扯所致。但應注意的是，運動前應先行暖身運動，運動完後則應進行舒緩運動。如果您未能遵守規定，那麼這些運動可能會對您的肌肉及關節造成嚴重的傷害。而如果您的身體愈有彈性，則您愈能夠產生較少之壓迫感的情況下，輕鬆地進行各項運動。此外，你還應該學習各種運動的正確姿勢，以便漸進地增强肌肉的結實度。但切勿傷及周遭的人。

如果您還想同時進行散步、跑步或其他有氧運動的話，請量力而爲。在堅硬的地面上跑步很容易造成脛骨肌肉受傷及發炎，如此一來可使您的運動計劃大大地延後。有許多的跑者都是因爲跑得太快、太急或過分訓練而受傷。運動量足夠就好，太多了反而容易招致傷害。慢跑的距離宜採漸進式，每周增加的距離不超過一〇%，因爲這樣才能使您的肌肉逐漸適應遞增的負荷。

此外，避免使肌肉、神經及骨頭，尤其是韌帶負荷過重。同時應避免如高爾夫球揮桿或網球選手揮拍的動作，因爲這樣很容易造成肌腱炎。如果您已經因這個問題而受傷，那麼一定是你技術上有問題，此時最好立即去看運動傷害專科醫師，以治療受傷害的肌肉。

僵硬及疼痛的關節

關節爲二塊或二塊以上之骨頭由不同組織，包括肌腱、韌帶和肌肉等連接而成的。人體之關節可以使人保有柔軟度、移動性並提供適當之支撐力量。當我們年紀愈來愈大時，關節和骨頭變得更脆弱，使我們罹患骨折的機率大大地增加，尤其是臀骨。至於其他可能因爲您的運動計劃而受影響的地方，是您的背部、膝蓋、足踝及肩膀。此外，關節磨損及缺乏關節液均可造成關節僵硬及活動性減低。

運動及舉重訓練事實上可以改善部分問題，因爲這些訓練可以增加骨質中的鈣含量。當然，骨骼愈强壯，則身體所能承受的負荷量就愈大。如果您患有關節炎（關節發炎），運動亦有所助益，請記住，預防關節受傷的最好辦法就是徹底地暖身及舒緩，且由於身體如果缺乏柔軟度的話會導致慢性疼痛，因此你還必須確定有進行適度的伸展運動。如果在練習完後感覺酸痛，則可以考慮洗個熱水澡或三溫暖。

足部及足踝受傷

如果在有氧運動結束之後感到足部或足踝疼痛，那麼問題一定出在鞋子上。最常發生的問題就是足部與鞋子在運動時磨擦造成腳底長繭、長水泡或雞眼等。至於穿著不合腳的鞋子可能也會造成足部及退部灼痛或刺痛的感覺。爲了儘量減低痠痛的程度，請穿適當且合適的鞋子，並於運動前適度地伸展小腿。一雙好鞋必須具有良好且堅實的鞋跟，足以支撐足弧以及能避震的鞋底。

如果在您的終身健身運動計劃中，您想利用慢跑定期訓練自己的心臟血管系統，那麼你可能要考慮準備不同的慢跑鞋，最好是二雙，隔天換一雙。根據醫師與運動醫學的最新報告指出，更換運動鞋的方法可減少小腿肌肉的傷害，因爲若是穿著不同的鞋子，可使您每日在運動時，用於承受負荷量之部位均不相同。另外還有一項重點，那就是千萬別穿著鞋底避震效果已經磨損掉的運動鞋，因爲這樣會增加您關節的負荷。

此外，慢跑時儘量選擇覆蓋好的草皮或軟土跑道。而在柏油路或水泥道路上跑，對全身軀幹的壓力較大，尤其是對你的足部、足踝、膝蓋及背部更是不良。腓腸肌（小腿肌肉）發炎主要是因慢跑時身體重心前移太甚所致，而阿基里斯肌腱炎則主要是慢跑時身體重心過分後移，致影響到足踝。所以在做運動時千萬別太過度，因爲那樣對身體沒有益處只有壞處。同時還要記得偶爾更換您的例行運動，以便每隔一周增加或減少身體之負荷量。讓自己的身體有充分的時間休息及恢復。

人體的足踝部分只大肌腱支撐著。此向下而後再分別向前後沿伸之肌腱相當脆弱，而另外沿著側邊還有一條較强健且較厚的肌腱。大部分的人可能都有因爲失足或腳步不穩而扭傷肌腱的情形，使得健身計劃不得不向後順延。而避免這個範圍的肌腱受傷之秘訣，在於利用簡易的小腿伸展及上舉運動，來增加足踝肌腱的柔軟度及力量。這些運動可以幫助您的足踝能夠靈活地運動。

頭痛及背痛

頭痛、頸部及背部疼痛，以及那些使你動作遲緩且讓你感覺自己提前老化的日常生活緊張，其實是背部的問題及姿勢不良而已。很明顯地，造成這些狀況的原因可能不止這些，但我敢打賭大部分的原因就是我先前曾提出的原因。即使那些身强體壯的人，在其一生中可能有些時候都會感覺到背部疼痛的情況。更不可思議的是，還有很多人只是因爲彎下腰來撿毛巾而造成背傷。因此，如果你從未犯過背痛的毛病，那麼我認爲你真是個幸運兒。根據統計指出大約有九〇%的美國人至少都有一種背痛的狀況，究竟是什麼原因造成背痛的呢？

缺乏運動是最大的可能性。根據佩利大夫指出，「有一些研究已證實衰弱的腹肌與背痛間有明顯地關連性」。他還補充說「頑固的疼痛可以簡易且集中於受影響的腹肌上的運動來改善」。這項理論再根據邁阿密大學的研究指出，運動可減輕某種背痛的結論而獲得更强烈的證實。

然而，根據指出有些慢性疼痛可能與您不知覺的先天性缺陷有關，因此在進行任何一項運動前都須先與醫師討論。也許你的脊椎可能位置不恰當或結構上不穩定？以下是一些可能造成背痛的危險訊號，這些訊號還有待醫生、運動醫學專家或矯形醫師進行檢查：

＊背部疼痛一路向下沿伸至腿部至足部或至手臂而達手部。

＊連續背痛二個禮拜以上。

*腿部、足部、臂部及手部麻木無知覺。

*背痛得難以入睡。

除了因先天造成之疼痛以外，適當之伸展運動及腹部運動可以幫助減輕背痛之苦。佩利大夫和我均認爲造成背痛的最主要原因，是由於背肌較腹肌强壯所致。當人們年紀漸長時，腹部肌內也逐漸衰弱鬆弛，因而造成背部正面即腹部向前突出。根據佩利大夫指出，大部分美國人的腹肌均很衰弱鬆弛。毫無疑問地，水桶狀的腹部會對您的姿勢造成不良的影響，並增加下背部的壓力。

因此，矯正背部的重點之處就在於腹部區的柔軟度平衡、耐力及結實度。

根據邁阿密大學的研究指出，許多因運動計劃而招致嚴重背痛問題者，在經過伸展運動及柔軟體操的訓練約二個禮拜之後，大部分的患者都成功地克服了背痛問題。逐漸地有愈來愈多的科學家發現背肌、腹肌及臀肌的結實度及柔軟度均可減輕背痛之苦。以下是一些可幫助減輕背痛的小偏方：

*使腹肌强壯結實以彌補背部之不足。

*注意抬頭挺胸，頸部直立，縮小腹，臀部向前放鬆，保持這個姿勢可改善背痛。

*睡眠時採用堅實的睡墊或床，最好頸部下方墊著枕頭側睡。

*學習適當的搬運物體的方法：屈膝、背部直立，僅使用腿部的力量。

下列的各種運動是佩利大夫與我共同設計的，它可用來强化您的背肌及腹肌，改善您的姿勢，幫助您舒緩重力對脊柱所施加的向下拉力，當然還可讓您更顯年輕風采，至少年輕十歲。

這些運動爲擷取佩利博士對當今之脊椎指壓按摩療法，及我個人在健身運動諮詢業界所獲得之精華而設計出來的方法。在從事運動訓練之前，若能先進行這些伸展運動可減低肌肉、韌帶及肌腱受傷的機會，而若在運動前訓練結束之後進行這些運動，則可使您的身體調適妥當，準備接受隔日的挑戰。當然在運動時都應多利用常識來判斷，切勿伸展得太快太急，否則會嚴重傷害肌肉。如果您的醫師許可您進行一項運動計劃的話，你還是要時時小心以免傷害了自己的背部，因此，我建議您在進入更高層次的訓練前，先多多練習這些伸展運動。

晨星運動

臉部朝上躺下，右手朝北舉左手則與右手垂直朝東。右腿向上旋轉跨在左腿上，並儘量

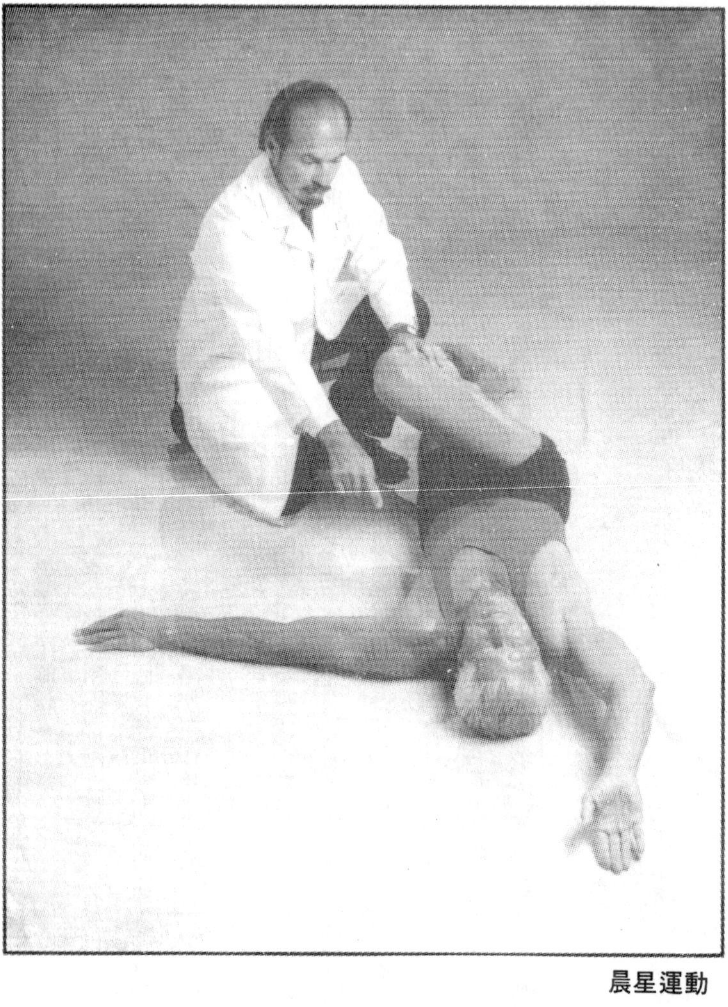

晨星運動

使右膝能碰到地上。之後吸氣吐氣並放鬆，持續進行數秒鐘。你應該能感受到下背部及上背部，腿窩處及臀肌肌肉在伸展。這個動作完畢之後換邊，這次左臂朝頭上舉，右臂與其呈九〇度直角。如果您的膝蓋無法碰觸到另一邊的地面上，千萬別著急。因爲在多次練習之後您的下肢一定會靈活到足以保持這個姿勢達五秒鐘之久的。

腿部及軀幹伸展運動

趴下，雙手放在身體兩側，掌心向上。首先，盡可能地將右腿升高。膝蓋儘量不要彎曲。在升到最高點時暫停一下，再放下來。接下來以同樣的方法伸舉左腿。然後是儘量將頭部及軀幹向上伸舉，您可能無法在最高點處稍做停留。

仰臥起坐＃1

躺下，膝蓋彎曲，足部平放於地板上，雙手置於頭部後方，抬高頭部直到感覺下背部有輕微之伸展時即可，此時臀肌及腹肌亦隨之收縮。將恥骨朝著您的肚臍移動以蜷曲腹部運動。這個運動躺下來進行會比正常的坐姿更容易些，且可集中鍛鍊您的下腹部。

仰臥起坐＃2

一樣保持仰臥的姿勢，雙足置於地板上，在上腿間夾著一個枕頭並用力擠壓。雙手則交叉置於胸前，頭部微微抬起，足夠使下巴碰到胸部即可，並保持這個動作。但需注意即使是在頭部碰到胸前時，肩胛骨仍需貼在地板上。而後再回復原來的姿勢。在練習幾次後逐漸增加維持在最高點的時間長度。

骨盤傾斜運動

面對牆壁站著，雙腿間夾著一個枕頭，手臂上舉至頭部以上，掌心貼在牆面上，雙足平貼於地上，身體向牆壁傾斜45度，利用上、下腹肌及上腿肌肉的力量用力擠壓枕頭，同時將恥骨朝著您的肚臍彎曲。切勿緊縮臀部或背部肌肉。保持這個動作數秒鐘之後放鬆。這個運動可以幫助您消除腹部的贅肉並幫助你重整下背部。當然它也可以大大地改善你的儀態。

背向聳肩運動＃1

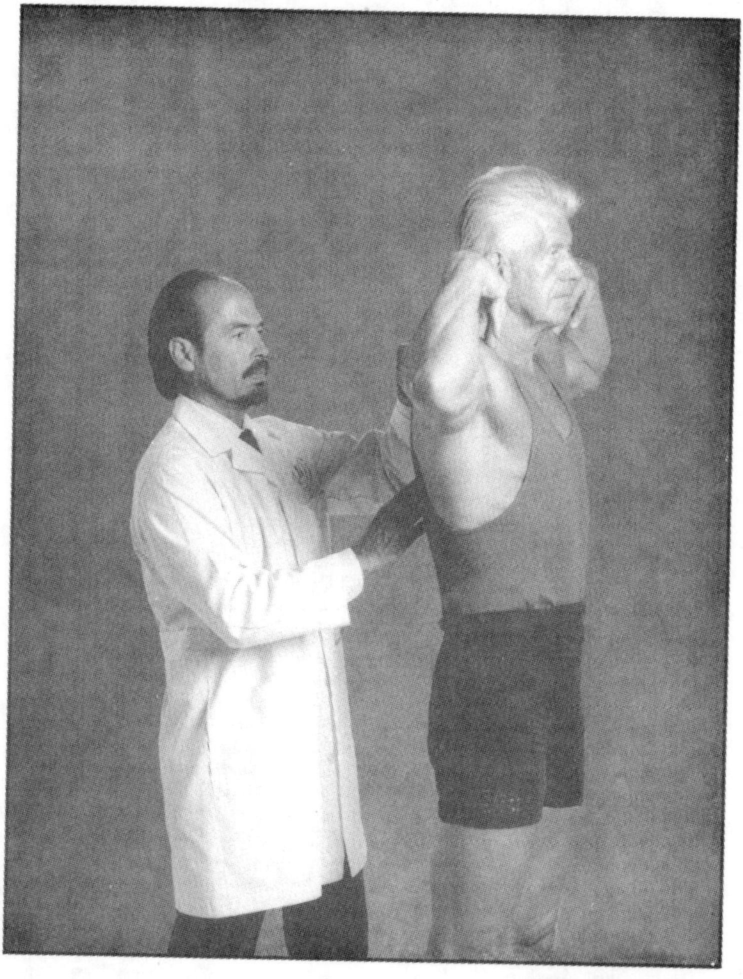

背向聳肩運動＃2

面對著鏡子站好，雙手平放於二側。胸部完全擴展，肩膀朝著耳朵的方向向上聳起，然後再回復原狀以改善上背部的柔軟度並可幫助調整頭部、頸部及脊柱之位置。試著使雙肩肩胛骨得以碰在一起。保持這個動作數秒鐘之後立即放鬆。這個動作可以幫助你強化肩膀肌肉，並使其足以優雅地支撐頸部及頭部。

背向聳肩運動＃2

準備動作與前一個動作均相同，但手部自手肘處彎曲，以手碰觸肩膀。同時肩膀順著耳朵、背後等方向旋轉再回復原位。

背向頸部壓縮運動

將雙手置於頭部背後。此時頭部及頸部穩定地向後壓而以手部加以抵抗。這個運動可以使你保持彈性並强化頸部肌肉之力量，使頭頸部足以與脊椎排好。頭部如果愈向前突出，則對頸部的壓力愈大，且脊髓伸展地愈長。根據佩利大夫指出，這種姿勢會使下背部的問題更形惡化且容易造成頭痛。

6 活力與耐力

現在您已經非常熟悉等張力運動計劃了，且也了解這些基本伸展運動可以增加您的彈性，並避免造成運動傷害。接著我們要來談談任何有效的健身法中重要的訴求：心血管狀況之調節。

根據科學界及老化專家最新的研究指出，有氧運動如散步、慢跑、游泳及騎乘自行車可延長壽命。目前能成爲你健康長壽的但書，就只是多從事一般性的運動及特別的心血管調節運動。

最早提出運動有延年益壽功效的理論是，數年前由著名的哈佛校友研究計劃中所得到的結論。這個研究以一六〇〇〇名年紀介於三五至七十間的哈佛校友爲對象，進行的研究顯示人類在八十歲以前從事定期的運動或散步長距離的話，均可延長一至二年的壽命。

這個研究同時還證實心肺功能的確可隨年紀之增長而衰退。因此使得代謝及傳導至肌肉的氧氣減少或降低。另外，還有包括塔芙茨大學所進行的數項研究指出，低脂的膳食及氧氣消耗量的增加，均能保證您更健康、更長壽。

無論進行任何一種有氧運動均無妨，只要能夠迅速地吸入新鮮的氧氣，並足夠供應全身消耗即可。你可能會很詫異地發現，我在書中所提到的有氧運動種類跟你過去的了解實無差異，我有幸得以在健身業中學習如何可無限量供應人體需要之氧氣的方法。雖然科技進步使得各種新奇的設備紛紛出籠，但我認爲若想要活得更長壽其最佳的辦法是，自己身體還非常健康時即開始利用身邊簡易的工具從事基本的運動。

大部分的有氧運動均很簡單且效果也非常驚人。如果您身邊有爬梯練習機、踏步機及健身用的自行車，那真是再好也不過的了。但若要使這些機器均能發生作用，您並不需要成爲健身社團中的一員。我現在七十三歲，而目前之所以能夠成爲健康的唯一理由是，在過去五十年來我每天皆進行散步、慢跑或騎自行車練習。雖然有些運動其效果較其他的運動快顯現出來，但只要你持之以恒並保持適當的動作，相信我的計劃一定能夠生效。

有氧運動對您健康的好處為何呢?

*增加肺部呼吸的效率，調整肺部的情況，並使它們能夠更有效率的吸收氧氣。

*加强心臟的强度並使心跳速率減慢，如此一來心臟可以唧出更多的血液，以減少中風或心臟病發生的機會。（通常，平均休息時心跳速率每分鐘四十次爲特殊情況，每分鐘六十次則爲良好狀況，至於心跳速率每分鐘八十次者則情況甚差。）

*使血管變大、降低血壓，如此一來，血管可攜帶血液及氧氣至身體組織，使你更有活力、耐力和精力。

*提高代謝速率，以將貯存的脂肪燃燒掉，幫助贅肉轉變成瘦肉。

*促進氧氣的消耗並改善身體的整體狀況（使您能不費太多的力氣就達到事半功倍的效果）。

*從這套運動中，您可以學習到放鬆，創造較佳的自我形象，且同時更有充分的準備，足以應付日常生活的壓力。

慢跑前的散步緩衝運動

根據美國運動醫學院（ＡＣＳＭ）指出，爲了使您由有氧運動中獲得最佳之效果，您運動的激烈程度必須在最大心跳速率的五〇％至八五％間。而您的最大心跳速率爲二〇〇減去您的年齡。例如，有一位四十歲婦女，她的最大心跳速率爲一六〇。她希望自己在運動時維持在最大心跳速率的六〇%，因此其在進行有氧運動時每分鐘心跳速率應保持在九六下左右。

爲了使您在運動時維持一定的心跳速率，因此您必須學會如何量脈搏。雖然這件工作看起來相當基本，但這可是有氧運動中重要的一環呢！量脈搏時將右手的食指或中指置於左手腕上。即可找到脈搏。您找到了嗎？找到的話測量十秒鐘的心跳速度再乘以六即可。

在運動時隨時追踪心跳速率，可以幫助你了解成效如何。如果超過這個範圍，那表示你運動太過激烈了，此時你應該減少運動的激烈度。又若低於這個範圍，那表示運動不足，此時應該增加運動的激烈度。對於那些想以運動來維持健康並加速有氧運動燃燒脂肪速率者，最理想的運動強度爲六〇%至七五%。如果你是名初學者，剛開始的運動強度宜由較低範圍開始，待您感覺舒服些時再漸次增加。而如果您的身材及健康狀況良好，請以二〇〇減去您的年齡，來做爲您運動時的心跳範圍。

您的有氧運動計劃每次長度應爲二十至六十分鐘，每週進行三次。當您的身體狀況有所改善時，你可增加每周的運動次數至五次，雖然有氧運動的激烈度增加，但造成運動傷害的機會也隨之增加，因此最好小心一點。ＡＣＳＭ建議您在剛開始時，最好隔天進行運動。

令人驚訝的是，您所要進行的有氧運動並不像你所想的一樣劇烈。根據古柏有氧運動研究中心的研究指出，以每英哩十二分鐘的速度散步與每英哩九分鐘的慢速度所得的效果是一樣，均對心臟血管的狀況有所改善。這項研究還進一步指出散步者可增加其體內有益之膽固醇的含量，而那些達到最大氧氣消耗量六〇％者（最大氧氣消耗量爲身體在運動時體內所使用之氧氣量）可減少心臟病的危險性一八％。

姑且不論運動對心臟血管的好處，您的肌肉和肌鍵須要時間來適應這些新的負擔。尤其是年過三十者，其腿部和背部尤其容易變得痠痛異常。因此在進行有氧運動之前最好先進行五到八分鐘的暖身運動。有些伸展運動、慢跑、散步或原地跑步均是良好的暖身運動。如果你要跑長距離或走長距離，最好在每次運動剛開始的時候再加些暖身運動。在你完成有氧運動後，可散步或慢跑至街角以做爲暖衝運動。在以腿部爲主的激烈運動完成之後，大部分的血液均齊聚於腿部。請注意血液還需要幾分鐘的時間才會再回到全身循環中。

散步

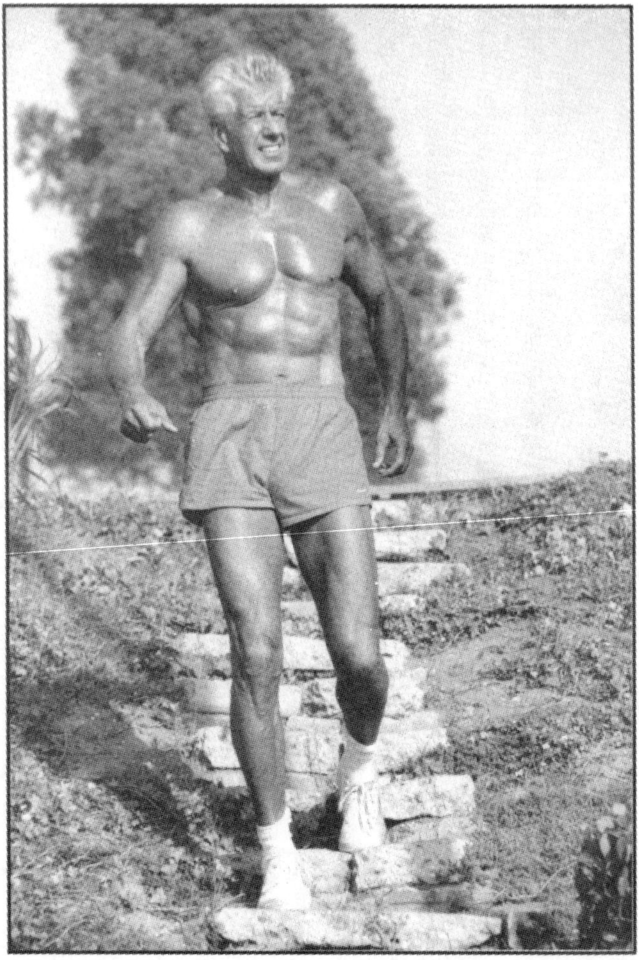

慢跑前的散步運動

散步是最廣為人知的既安全又簡易運動方式，但也是最被忽視的運動。散步可以幫助我們減慢心跳並降低血壓。保進代謝、增進活力及促進血液循環。它同時還可促進脂肪燃燒。根據美國醫學會雜誌上所發表的一篇研究指出，散步可以改善人類血中膽固醇的平衡。希波克拉菸這位偉大的希臘醫者還曾將散步當做治療心理及生理問題的萬靈丹。他認為每個人自己就有二位醫師，一個是左腳，一個是右腳，而當身心失去平衡時就有賴於這二位醫師的治療了。

心血管及呼吸道功能會隨著年齡漸增而衰退。如果你不運動的話，只會加速老化的速度。同時心臟功能也會開始變得較無效率。如果您想改善身體健康、增强耐力，並活得更長壽的話，就從今天開始散步吧！

很慶幸有愈來愈多的人了解散步的好處。曾有報告指出，有近七億美國人至今每周都會定期散步，因為這是個簡易，毫無危險且對身體造成之負荷不大的運動。任何人都辦得到。這實在是個不需要花費太多力氣的運動。年長者甚至兒童均可以散步為其運動方法，所以您也應該可以。但在散步時不可以像是老牛拖車一般，你必須付出體力，前一陣子可以以散步的速度進行，但最後必須提高速度以增快心跳速率，否則對心血管系統之效果不佳！我每天

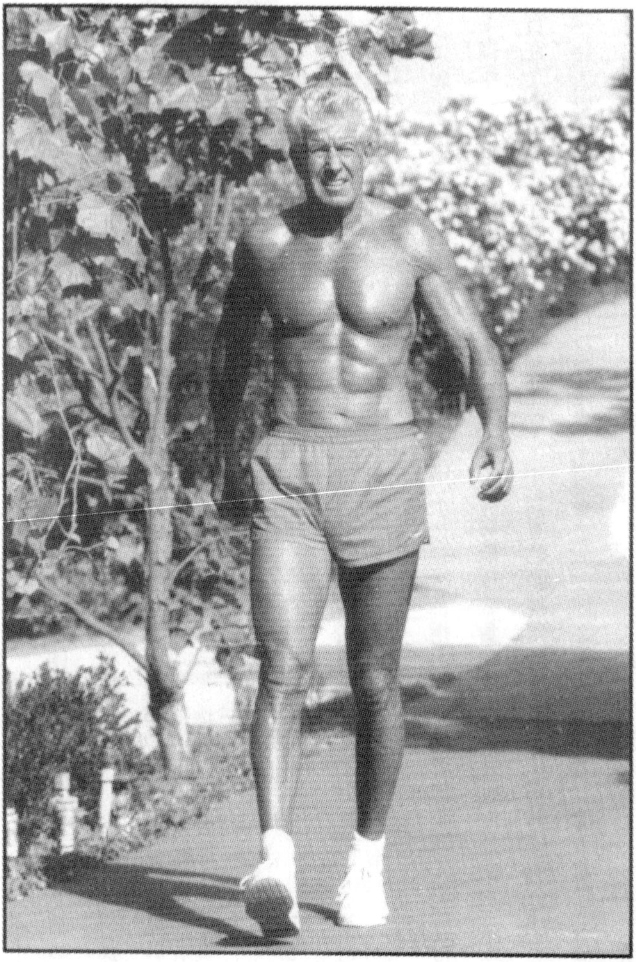

散步

皆把散步當做一種冒險，每天走不同的路以避免對散步感到厭倦。

利用原地跑步開始進行調息工作。跑步時自腳趾處向上推，以運動小腿肌肉，並將腿部抬高至腰部左右的高度。重點是保持心臟跳動速率恒定。跑步時，手部及頸部肌肉應儘量放鬆。這是個非常好的暖身及調節舒緩運動。剛開始時可以在早晚各進行一至二分鐘，尤其是那些終身未曾運動的人特別適合。然後逐漸增長時間及次數直到每周至少能進行三次五分鐘長的運動爲止。

雖然在散步時腳步的位置適當與否很重要，但這點還是必須時時謹記在心的。也就是說在腳步著地時重心必須稍微置於足跟前一點，使足弧能稍微彎曲，並以腳趾前進。通常足部運動愈有效率，則對腿部的效果愈佳。剛開始時繞著街邊走即可。行徑時應抬頭挺胸，縮小腹並放鬆身體的肌肉。

爲了能由散步中獲得有氧運動的好處，你必須走很長的路或是走得相當快。以四十五分鐘走三英哩的速度所獲得的好處較每六分鐘跑一英哩的速度來得好些。而且造成運動傷害的可能性也比較小。至於無氧方面的效果，只有在非常認真地運動時才比較顯著。持之以恒地進行能產生有氧效果的運動，並記住使心跳速率保持在預定範圍內。因此，每十分鐘測量一次脈搏。如果不夠努力則需增加强度，若果太過則放慢腳步。

散步時的步伐應適度並放鬆肌肉。如果您曾休息了一陣子沒有運動的話，剛開始宜以慢速度行走短距離，然後逐漸加快腳步並行走長距離。但千萬別對自己施加太大的壓力。以佩利大夫的建議，身體微微前傾，以後腿的力量推自己向前，並內收恥骨，上軀幹部位適度地調整好位置。

注意事項

* 將足部置於足跟前四分之三英吋處。
* 以後腳拇趾及趾球用力推身體向前行走。
* 身體微微前傾三至五度。
* 雙手放鬆像擺錘一般，在身體二側擺動。
* 雙眼直視前方，切勿注視著地面。

切忌

*勿以起伏不定的速度行走。
*雙足切勿彼此在前方交錯。
*勿讓手臂在身體周圍擺動。
*勿握緊雙手或咬緊下顎。
*勿讓身體呈脫水狀態。

正確的散步姿勢可以幫助你有效地利用身體的肌肉。同時還可幫助改善肌肉的協調性及平衡感。最主要的好處在於使您的肌肉得以進行其應當做之工作，如抽唧氧氣並血液供應全身需要。因此散步的最佳方法就是以順其自然的方法來進行。就是那麼簡單。

下列提供一些可以幫助你增長運動距離與娛樂性的方法：

*在散步前稍微的伸展運動可以避免肌肉痠痛及傷害。
*在柔軟且平整的地面上散步（如泥路或跑道）。
*如果感到疼痛不適，則停下來休息一會兒再重新開始。
*一周至少散步四次。如果天候不佳，則可在購物中心或其他室內空間散步或在家中適當地方原地跑步。

運動完畢之後，切勿忘記進行調節及舒緩運動。由於您的肌肉在奮力運動呈緊縮狀態，這樣會造成肌肉痠痛，因此調節舒緩運動非常重要。通常透過舒緩運動可以再次讓您的肌肉準備妥當以應付隔天的運動。最好的舒緩運動就是以較正常還慢的速度繼續行走下來，但稍微地增加整個運動範圍。這麼一來還可幫助您增加柔軟度。

慢跑

散步與慢跑皆是非常良好的運動。二者均可減輕日常生活中的工作壓力，並養成良好的健康習慣。一旦您已養成了一種運動習慣，切勿覺得自己受限於某個特定的路徑、距離或運動強度。您可藉由不同的距離、跑步速度及散步量來控制運動強度的大小。有時候我心情較佳時，可能二種都會進行，一直以來我習慣跑十二分鐘。然後逐漸增加，變爲十五分鐘，最近我每個禮拜大約四至五次的二十至三十分鐘的路徑。

你應該將跑步當做是一種享受，否則不太容易持之以恒。我的建議是你應該散步及慢跑同時進行，並逐漸增加速度和距離。在連續跑步的日子中，跑一天休息一天。一旦情況大有改善之時，則每周可進行四至五次。

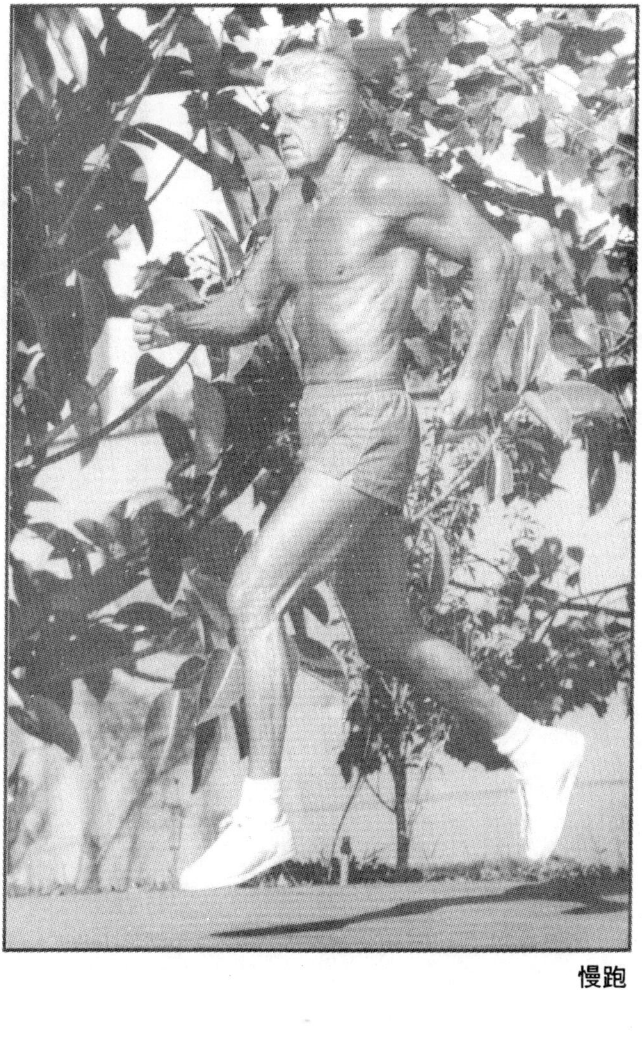

慢跑

散步時，剛開始會慢慢地，而後逐漸增加距離和速度。這樣對心臟、肺及肌肉的壓力較小。無論在散步或慢跑時，您可根據狀況來調整速度和方式。如果身體狀況良好的話，您可跑步跑長一點。如果身體狀況不佳，則散步的分量佔得較多。這個運動的目標在於訓練你，使你達到以跑步爲主或可維持一定的心跳速率。

我認識一位住在加州聖塔蒙妮卡市的七十歲婦女，她幾年前才養成運動習慣的，目前已經開始參加馬拉松了。我可以確定，至少它能讓你更健康更有活力。

慢跑不像舉重、等張力運動和柔軟體操等無氧運動一般，它可改善您的心肺及循環系統。這也是年過三十者應當珍惜慢跑並改善心肺功能的好機會。畢竟，結實的二頭肌雖可使您自豪，但更重要的是，强健的心肺功能可延長您的壽命。下列爲任何一個良好的心肺運動計劃所具備的好處：

*它使您感覺上及看起來更年輕。

*它促進脂肪燃燒，幫助您減肥。

*它可增進耐力、活力和信心。

*它可使您的腰圍變小。

自從佩利大夫成爲奧林匹克代表隊之脊椎指壓按摩醫師以來，已爲無數的專業及奧林匹克選手治療過，他的建議事項如下：

建議進行事項

* 將足部置於足跟前四分之三英吋處。
* 以後腳拇趾及趾球用力推身體向前行走。
* 身體微微前傾三至五度。
* 雙手放鬆像擺錘一般地在身體二側擺動著。
* 雙眼直視前方，切勿注視著地面。

切忌

* 勿以起伏不定的速度行走。
* 雙足切勿彼此在前方交錯。
* 勿讓手臂在身體周圍擺動。

*勿握緊雙手或咬緊下顎。

*勿讓身體呈脱水狀態。

一旦您已開始習慣於散步或跑步後即可開始嚐試更深入的運動，例如啞鈴，但在運動前一定要先確定身體狀況非常良好才可。有很多人在日常的散步或跑步運動中，還會加入啞鈴項目以使自己更強健。根據匹茲堡人力能源研究室的一項實驗指出，在跑步時舉著二磅重的啞鈴進行者每半個小時可較未舉重者多燃燒一二〇卡的熱量。

在跑步或散步時增加啞鈴舉重的用意，在於老是跑步或散步無法使您上身的肌肉更結實，尤其是手臂。你可能注意到了馬拉松選手大多很瘦且無明顯的二頭肌或三頭肌。而以手舉著啞鈴正好可以幫助鍛鍊上半身的肌肉。

剛開始時舉一磅重啞鈴。剛開始在散步時，讓啞鈴很自然地懸垂於體側。手臂及肩膀應該放鬆。然後上下舉起手臂，就好像在鍛鍊二頭肌一般。您可能要花上一段時間才能找到適合自己的節奏，但一旦成功之後，就不會覺得這個運動有點怪怪的了。二頭肌及三頭肌爲負責這項運動的主要肌肉。

注意：在散步或跑步時切勿在足踝處加掛重量。有很多在乎健身的人在散步或跑步時會

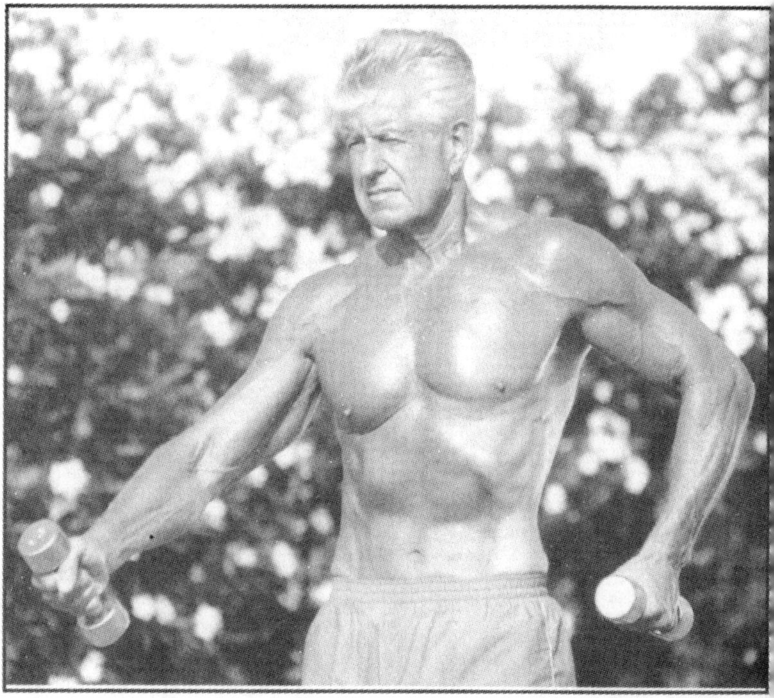

手執啞鈴散步

手執啞鈴，他們認爲同理也需在足踝處加掛一些重量。但事實上，這麼做在腿部完全伸展時，這些重量只會增加膝蓋及踝關節的負荷，增加關節或肌腱受傷的機會而已。由於稍後我將告訴您如何透過抗力及舉重訓練來鍛鍊腿部，因此根本不需要利用足踝部加掛重量來鍛鍊腿部肌肉。

我的有氧運動計劃是連續進行二天而後休息一天，一個禮拜大約進行五次左右。通常在不到二十分鐘的時間內，我會跑二哩半的距離或騎固定式健身腳踏車二十分鐘（即每分鐘一〇〇～一二〇轉）。如果您有爬梯機器、健身腳踏車、踏車或其他有利於心臟血管功能之器材盡可拿出來使用。您可經常更換運動習慣之安排，以免對某一種運動感到厭倦。

當然，散步、跑步或其他有氧運動若無法使您心跳達到足以使肌肉、心肺均强健起來的情況下，也就是無法達到最大心跳速率之五〇%至八五%的話，則一點效果也沒有。最實際的目標是每周進行三次半小時的運動。如此一來，只要幾個禮拜你就會發現身心均有大大地改變和進步。

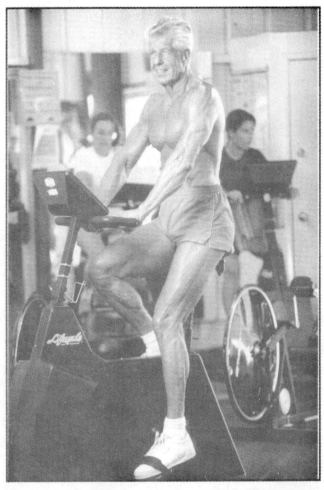

健身用脚踏車

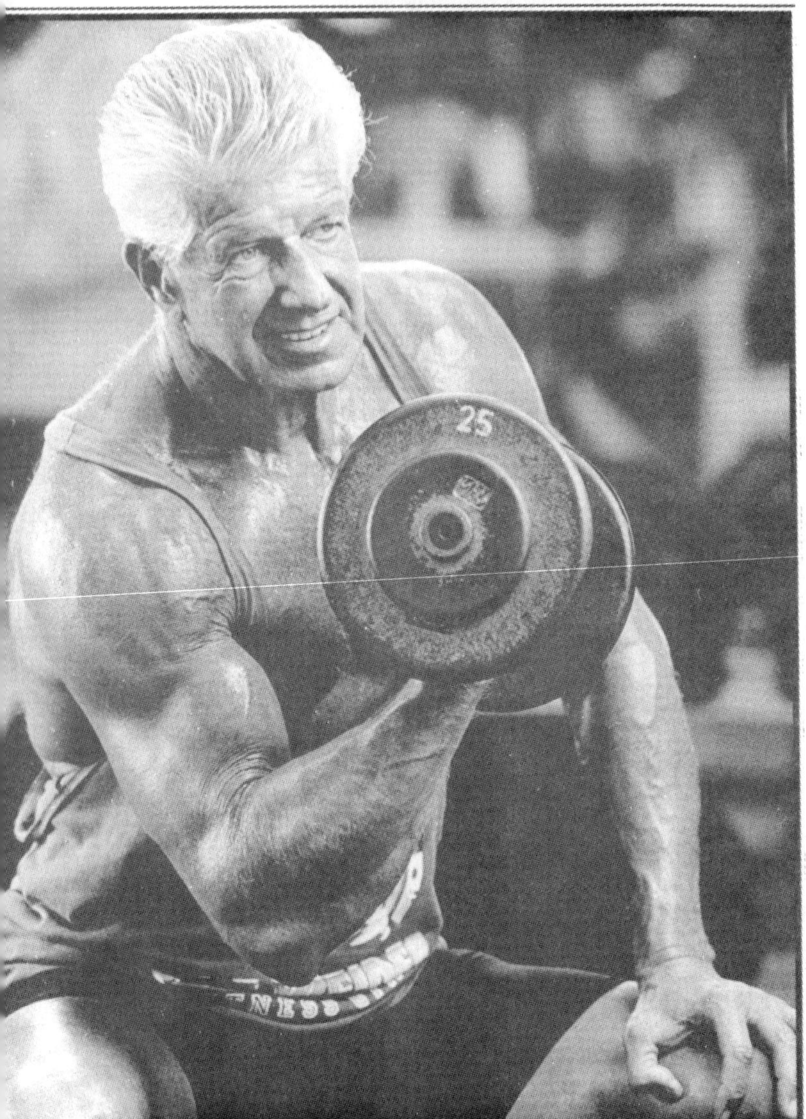
25

7 第階段：力量訓練與肌肉鍛鍊

過去十年來運動健康範圍中最令人振奮的事情之一，就是有愈來愈多的醫學界開始對舉重訓練，在延緩老化過程中所扮演的角色予以肯定。舉重給人的印象已不再只是鍛鍊二頭及三頭肌了。根據最近的研究指出，它還可以促進您的代謝速率並燃燒體脂，延長壽命。

根據密蘇里大學哥倫比亞分校醫學院的一項研究指出，男人多自四十一歲起而女人自停經後開始肌肉量會逐漸減少，同時由於肌肉量減少會使燃燒脂肪的量降低，因而容易發胖。然而，這個發胖的惡性循環卻可利用舉重加以改善，因爲舉重可以幫助你鍛鍊更多的肌肉。

根據馬里蘭大學與巴爾的摩榮民醫院的一項研究指出，一群平常不活動的老年人在經過十二周的抗力訓練之後，平均增加了四磅的肌肉並增加了三八%的力量。又美國醫學會雜誌在一九九〇年對十位九十歲的老人僅進行八周的力量訓練之後，沒發現他們的活動性及實際的力量增加了四八%。而從這些研究中，我發現了一個有趣的現象，那就是您不需要像職業健身選手一樣的努力，就可以達到鍛鍊肌肉的效果。

舉重訓練與健美的好處

*由於肌肉含量較高因此活動性較高，故燃燒脂肪的能力也較大。

*力量與活動性增加。

*骨骼與關節更強壯。

*協調性及肌肉的的控制能力較佳。

*心臟病的危險性降低（這都歸功於舉重訓練，膳食及心臟血管機能之訓練）。

*儀態及心境有大大地轉變（很明顯的這是因爲運動時或運動後神經系統的功能較佳，因而由腦部釋出一種天然的鎮靜劑，endorphine 所致）。

*即使在年老時仍能保持運動的活力。

*由於肌肉鍛鍊改善外形，因此得以改善個人形象。

適度的重量與強度

肌肉主要是由一些肌纖維藉由彈性結締組織加以連接而成的。肌纖維本身則是由細胞所構成。而舉重訓練可以增加肌細胞的大小並進而鍛鍊肌肉。只需將一個重物舉上放下即可鍛鍊肌肉。至於舉重設備則是針對加强這個運動過程而設計的。

啞鈴爲中間一個長桿兩端各鎖住一個重盤，如此一來您可輕易地增加或減少盤重。啞鈴的構造與舉重器相似，一樣有鎖定裝置及重盤，但爲手握式。我建議初學者使用一二〇磅重的重量，較進階者可使用二〇〇磅的重量，只要舉重器、啞鈴以及一個可平放或傾斜的長椅即足夠。在家時可以自製重量盤或在店裡購得以增加舉重的重量。有許多人比較偏愛可以幫助各個肌肉運作的機器。

不論你是要在家裡練習或至體育館練習，最重要的是找到適合自己的重量。我發現大部分的人所練習的重量都過重了，因而導致他們的運動姿勢不正確。我建議最佳的重量爲您的最大抓舉重量的五〇%至八〇%。而最大抓舉重量爲你可舉起一次的最大絶對重量（如果你能舉起二次的話，那麼這個重量對你而言還太輕）。

舉個例子來說，如果您的最大舉重量爲一四〇磅的話，則爲了保持重量的五〇%至八〇%，你抓舉的範圍介於七〇至一一二磅之間。

別害怕這個運動會攪亂您的例行計劃或重新設計屬於自己的計劃。只要你能遵守我所指出之基本原則或稍做修改，我保證均可達到非常顯著的效果。當你覺得某項運動令你厭煩時，最好換另一項進行。千萬不可忘記在您無法上體育館運動時，等張力運動可是一項相當不錯的計劃。值得再次提醒您，任何舉重訓練計劃最重要之處，在於使用最適合您之重量。

如果您的身材早已變形或有任何生理疾病的話，應先徵得醫師同意方可進行。美國運動醫學會建議所有中年以上的朋友，在開始某一項運動計劃前應先讓醫師評估其有氧及肌肉狀況。負荷較强之運動雖然能增進肌肉强度，但同時也會造成傷害。所以開始時最好以舒服的重量開始。然後慢慢增加重量，但千萬不要加重到足以傷害您的肌肉或自己。

開始前之準備

在你開始健康人生的舉重訓練時，必須謹記下列注意事項：

＊在舉重時切勿摒住氣息。呼吸對於適度的運動效果相當重要。通常在推的時候吐氣，在拉的時候吸氣。

＊慢慢地抓舉並避免猛然地運動。形式非常重要。

＊務必確定您的訓練計劃符合您個人的目標，重舉比較能夠鍛鍊强壯的肌肉，而輕舉則

鍛鍊有彈性的肌肉。

*適時地予以肌肉休息及重建的時間，在每個抓舉間可休息個二十四至四十八小時，更長未必更好。

*適度地執行本項運動爲重點。切勿作弊。

*在運動前請進行適度的暖身運動，運動後則進行適度的舒緩調節運動。

鍛鍊強壯的肌肉

一輩子健身最大的回報之一就是擁有良好的體魄。因爲它不僅能使你更年輕，同時還可使您避免因老化及不活躍而造成肢體不靈活的運動限制。但爲了保持肌肉的彈性及強度，您必須鍛鍊全身所有重要的肌肉群。健全的舉重運動的二大目標在於上軀幹（胸部、手臂、肩膀及背部），下軀幹（臀部、腿部）及腹部。

下列是所有您必須加以鍛鍊的各個肌肉的描述，請注意肌肉的大小並非一定是您運動成效的指標。而肌肉功能的主要標識在於肌肉的強度、耐力及柔軟度。

肩膀　身體中最大的三角形肌肉就是沿著肩胛骨上端至鎖骨處之三角肌。這個地方的肌肉通常没有經過什麼樣的鍛鍊。但爲了保持寬肩的身材及良好的姿勢，這塊三角肌是相當重要的。

背部　您的僧帽肌沿著脊柱上行並向二側分布肩膀的部位。至於大圓肌則爲分布在背部兩側之最大的三角肌。背部肌肉若能健全地發展，可使您的體型呈倒三角形的標準姿態，並可使您的腰部變小。

胸部　胸肌爲另一組在日常生活中甚少用到的肌肉。這塊雙起點的肌肉沿著上胸骨的前端分布，用於銜接上臂及肩膀之骨頭與胸壁。强健的胸肌可使您有個結實、彈性良好的外觀並幫助支撐這個部位以對抗重力的拉扯。

二頭肌及三頭肌　二頭肌位於上臂前端上，爲雙頭式的屈曲肌肉。而三頭肌則沿著上臂背側行走，連接至肩胛骨處爲三頭式的肌肉。這二個肌肉群都會隨著年紀漸增而衰弱，尤其是女人。然而，强壯的二頭肌及三頭肌可以改善您上軀幹的力量及耐力。

腿部　下軀幹主要負責每日運動，包括散步及慢跑。如果我們忽略臀部及腿部的話，則將限制我們生活的活躍性。您的大內轉肌位於大腿的背側而四頭肌則位於前方。至於小腿肌肉則是自膝蓋以下連接阿基里斯腱之豐滿的肌肉。這三個肌肉均可幫助膝蓋，避免其負荷過大並保持肌肉平衡。下軀幹的强度可以改善整個人的移動性及穩定性。

腹部 第八章中主要是在討論關於鍛鍊及保持强健腹肌的方法。

下列之舉重訓練係針對體育館中所使用的。如果你從未曾到過體育館練習且不熟悉我所討論之設備的話，我建議您找一位教練教您如何使用體育館中之各項設備及其使用目的。

我已經談過了各種不同程度的健身方法。如果您的身材變形且過重的話，或是您一生中從未練習過舉重，請由下列之初學舉重訓練開始練習。

如果您是一個業餘運動員或已經經過至少三個月的定期訓練，您應該開始從事中級計劃，而只有在下列情況下您才應該進行進階運動：

(1)已受過至少六個月的嚴格訓練。(2)你真的很想鍛鍊自己的身體。

否則大部分的人均應維持在中級階段中。要想進階至下一級，您應該在不費任何力氣的情況下進行三次整個計劃。

初學者舉重訓練計劃

暖身運動

*五分鐘輕度的有氧運動（原地散步或慢跑）。
*每組肌肉群各進行一次伸展運動（見第三章）。

肩膀

*抓舉（舉重器「桿鈴」）。
*站立挺舉（舉重器）。
*坐姿挺舉（啞鈴）。
*側舉（啞鈴）。

背部

*抓舉（舉重器）。

胸部

＊椅凳平舉（舉重器）。
＊椅凳抓舉（啞鈴）。
＊傾斜挺舉（啞鈴）。
＊伸舉（啞鈴）。

三頭肌

＊三頭肌伸展（啞鈴）。
＊三頭肌伸展（舉重器）。
＊屈膝背舉法（啞鈴）。

二頭肌

＊桿鈴屈臂。

*站姿繩纜屈臂。
*集中繩纜屈臂。

腿部

*伸腿。
*屈腿。
*金雞獨立。
*壓腿。
*踢脛蹲姿。

腹部

*請見第八章——初級計劃。

有氧運動

*使您的心跳速率達最大心跳速率之五五%至七五%的有氧運動二十至四十五分鐘，每周進行三至四天。

舒緩運動

*五分鐘輕度的有氧運動。

定期運動

如果您是名初學者，我建議您在剛開始的幾個禮拜，慢慢地開始。以緩慢、控制得宜的姿態舉重數秒鐘。剛開始時每個動作進行四至六次，共進行二個循環，而非十到十二次三個循環。每個肌肉群只進行二種運動。從第二個月開始，每個肌肉群則可加入第三種運動及第三個循環。雖然感覺上這些運動分量不輕，但大約只需花費一個小時即可完成。

中級舉重訓練計劃

暖身運動

*五分鐘輕鬆的有氧運動。

*每一種肌肉群進行一種伸展運動（見第三章）。

肩膀

*抓舉（桿鈴）。

*肩膀挺舉機（向前）。

*肩膀挺舉機（頸後）。

*側舉機。

背部

*抓舉（啞鈴）。

*拉力機。

胸　部

*臥式挺舉機。
*伸舉（桿鈴）。
*斜躺式挺舉機。
*開合機。

三頭肌

*三頭肌下推運動。
*伸舉與背舉。
*屈膝背拉法。
*三頭肌繩纜下拉法。

二頭肌

*屈臂法。

*站姿繩纜屈臂。

*集中繩纜屈臂。

腿部

*伸腿。

*屈腿。

*金雞獨立。

*壓腿。

*踢脛蹲姿。

腹部

*請見第八章——中級計劃。

有氧運動

＊使您的心跳速率達最大心跳速率之六五％至八五％的有氧運動二十至四十五分鐘，每周進行三至五天。

舒緩運動

＊五分鐘輕鬆的有氧運動。

定期運動

每個運動進行十至十二次，共循環三回合，每周則進行三次（通常每隔一天進行一次）。一個月後，則加入第四種腿部運動（有標註星號者）。如果你想鍛鍊肌肉的話，則增加所舉之重量並將次數減少爲八至十次。而如果你想減肥的話，則減少所舉之重量並將次數增加爲十二至十五次。

高級舉重訓練計劃

第一天（上軀幹）

暖身運動

*五分鐘輕鬆的有氧運動。

*每一種肌肉群各進行一次伸展運動（見第三章）。

肩　膀

*肩膀挺舉機（向前）。

*肩膀挺舉機（頸後）。

*側舉機。

*滑輪側舉。

背部

*窄或寬的吊單槓。

*坐姿挺舉機。

*正面及背面之拉力機。

胸部

*臥式挺舉機。

*斜躺式挺舉機。

*抓舉（啞鈴）。

*開合機。

*胸部繩纜機。

三頭肌

＊三頭肌伸展（啞鈴）。

＊三頭肌下推運動。

＊屈膝背拉法。

＊三頭肌繩纜下拉法。

二頭肌

＊集中啞鈴屈臂法。

＊屈臂法。

＊站姿繩纜屈臂法。

有氧運動

＊使您的心跳速率達到最大心跳速率之六五％至八五％的有氧運動三十至五十分鐘，每

周進行三至五天。

舒緩運動

＊五分鐘輕鬆的有氧運動。

第二天（腿部及腹部）

暖身運動

＊五分鐘輕鬆的有氧運動。

＊每一種肌肉群各進行一次伸展運動（見第三章）。

腿　部

＊伸腿。

＊屈腿。

*壓腿。
*踢脛蹲姿。
*雙腿平舉。
*坐姿舉腿。

腹　部

*請見第八章——高級計劃。

有氧運動

*使您的心跳速率達到最大心跳速率之六五%至八五%的有氧運動三十至五十分鐘，每周進行三至五天。

舒緩運動

*五分鐘輕鬆的有氧運動。

定期運動

如果您想有一副傲人的身材，請採用我所謂的二行一止法。即第一天進行所有上軀幹之運動，每個動作各進行八至十次，共進行三個循環。第二天則進行所有腿部及腹部運動，每次動作各進行十至十二次，共進行三個循環。第三天則休息。

通常在最後一個循環中，每個動作盡可能多次進行使您的肌肉完全疲憊爲止。且在各個運動間休息的時間切勿超過三十秒。

肩　膀

抓舉（桿鈴）

站好，雙手緊靠在一起，向下握緊桿鈴。將桿鈴向上抓至下巴下方，雙肘盡可能向外伸展開來，以便幫助您鍛鍊肩膀肌肉。再向下放至大腿高度左右。這對男人及三角肌和闊背肌中堆積了大量脂肪的婦女均很有效。

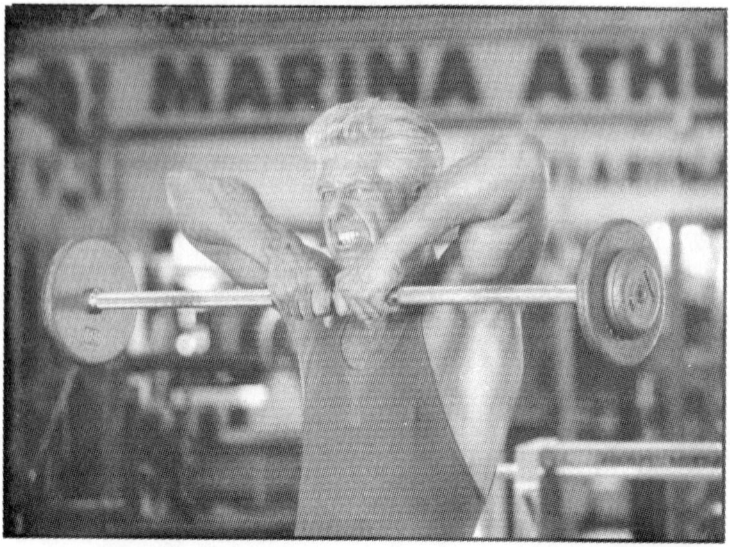

抓舉（桿鈴）

站姿肩膀挺舉（桿鈴）

拳頭面背向身體，雙手與肩同寬，抓舉桿鈴。雙足則應適當地站開。將桿鈴抓舉至胸前，使拳頭幾乎能夠碰到肩膀爲止。雙眼直視前方，拳頭面則朝向體外。將桿鈴舉至頭上，再回到胸部的位置。再舉一次並回到原位。由於這個運動對下背部的負荷較重，因此，如果您有背痛之苦請配戴舉重訓練腰帶，這個動作應該自然流暢。

切勿彎曲背部，如果你必須偷工減料的話，那表示重量太重了。

坐姿挺舉（啞鈴）

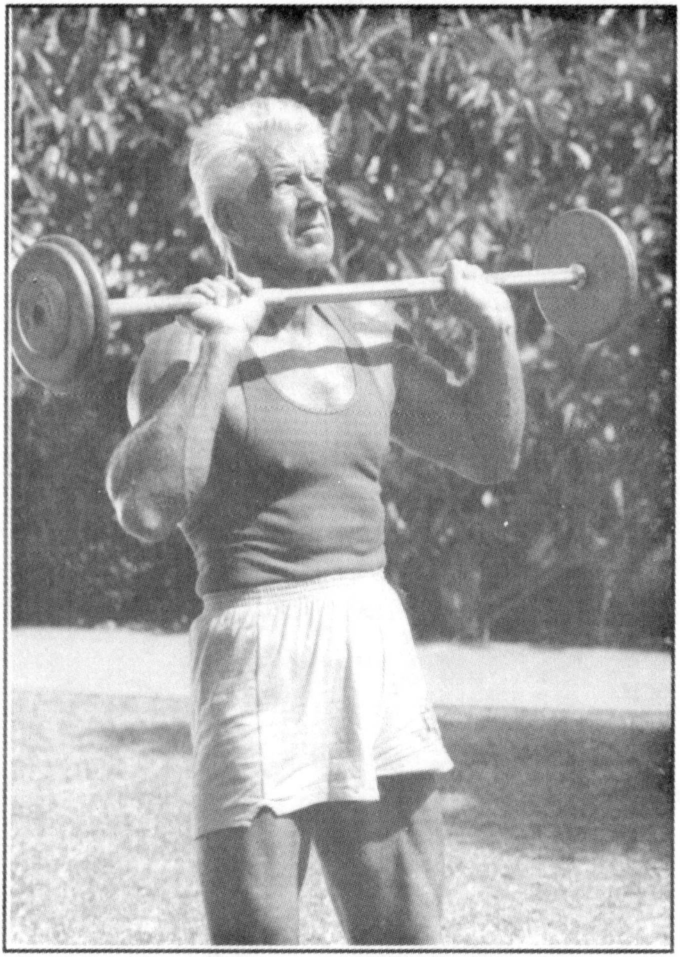

站姿肩膀挺舉（桿鈴）

坐在椅子上雙手舉起啞鈴，高度及胸，雙手掌心背離身體方向。將啞鈴舉至頭頂上再回到胸部的高度。再舉起一次而後回到原位。主要是集中鍛鍊前三角肌。

側舉（啞鈴）

掌心向下，拳頭面則背離身體舉起一組輕型啞鈴。手肘應該稍微彎曲。在抓舉的同時，以垂直身體的方向使啞鈴遠離身體。就好像舉起二桶牛奶至身體一側，準備給自己倒牛奶一般。本運動主要用來鍛鍊包圍著肩膀及臂部的側三角肌。

肩膀挺舉機（向前）

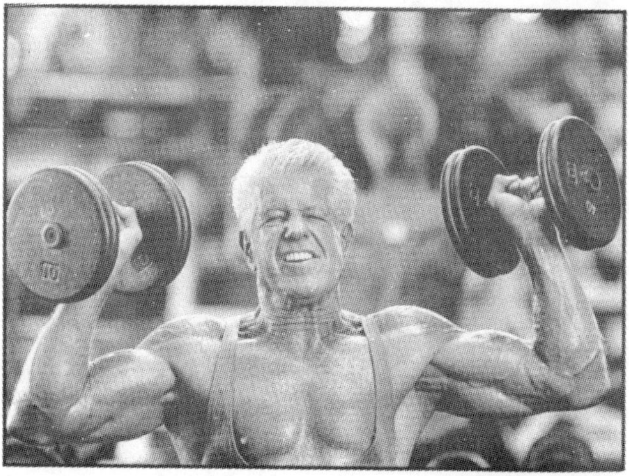

坐姿挺舉（啞鈴）

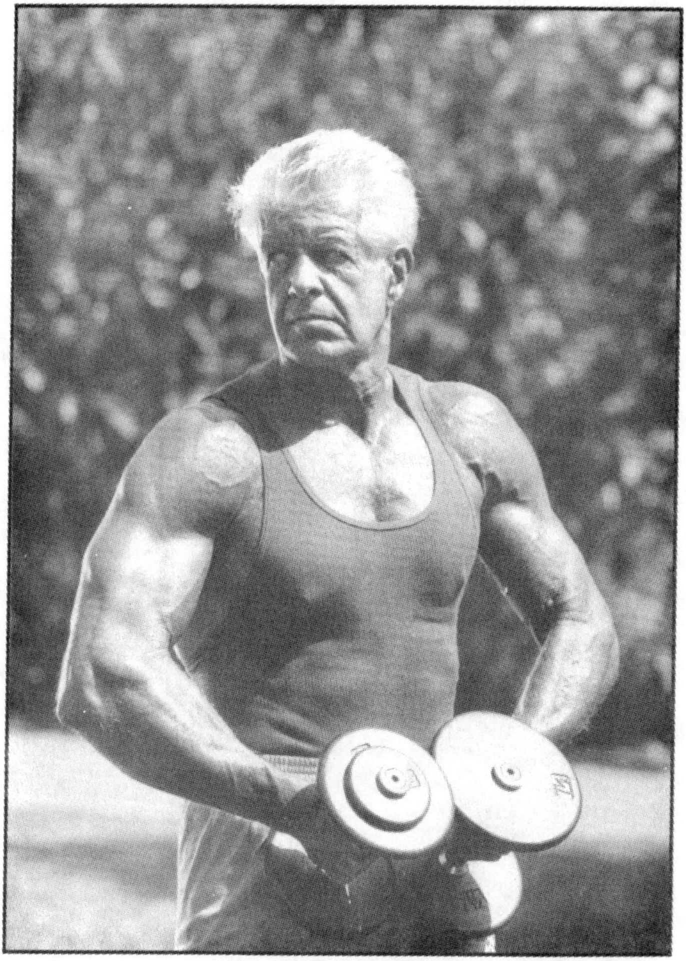

側舉（啞鈴）

調整機器的座椅以吻合自己的骨架。肩膀應與手臂成一直線。抓住肩膀附近的機器把手，掌心背離身體的方向，保持背部直立狀態，並慢慢地伸直手臂，將把手向天花板的方向推上去。一旦到達了頂點位置，再慢慢地將把手拉下來，以便回到原來肩膀附近的位置。這個運動主要在鍛鍊前面的三角肌。

肩膀挺舉機（頸部背後）

調整坐椅的位置使肩膀與旋轉點高度同高。抓住肩膀附近的把手並將桿柱推向頭部上方。再慢慢地使此桿在頸後方向下降，然後再向上推以鍛鍊背部三角肌。由於這個運動對下背部的負擔較大，因此切勿使用過重的重量。

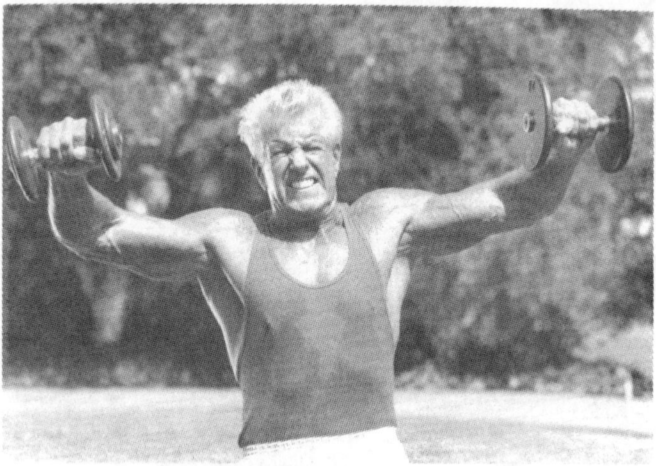

側舉（啞鈴）

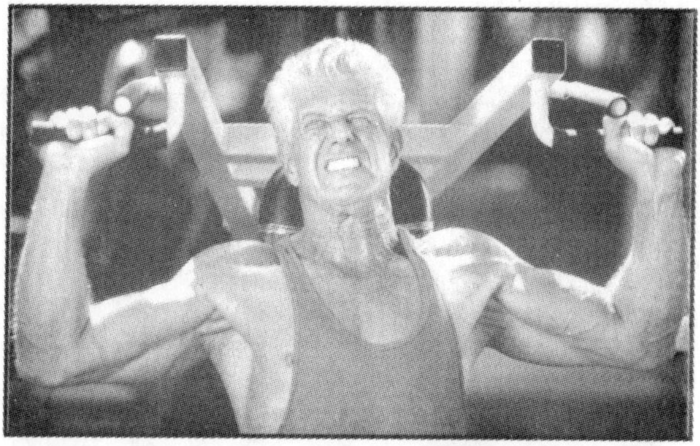

肩膀挺舉機（向前）

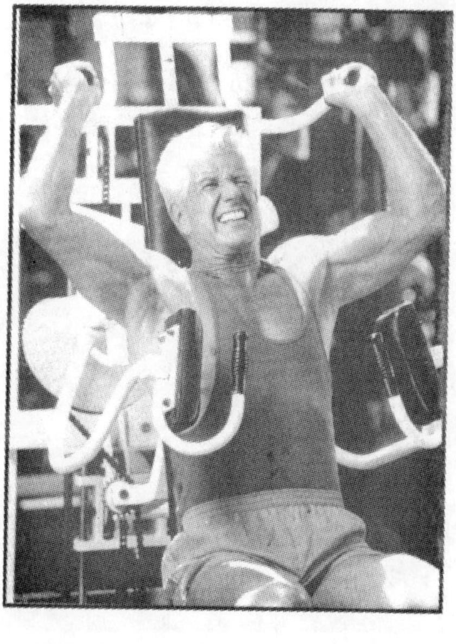

肩膀挺舉機
（頸部背後）

側舉機

調整坐椅，使您坐下時肩膀與該機器之旋轉點同高。將腕背靠著運動墊，並輕輕地抓住本機器。利用三角肌將把手輕輕地由身體兩側向上推開。在整個運動中，手肘的高度應高於手部位置。在機器到達頂點時，再慢慢地將手臂推向下，以回到原來的起點。

滑輪側拉運動

將繩索的圈形把手固定在地板上的滑輪，右手則抓住另一端把手，使繩索以對角線方向橫過身體中央。右手緩緩地沿著這個方向向上拉，直到與肩膀同高爲止。此時靜止不動一下，以感覺肌肉的緊張。手再慢慢地放下，然後回復到原點。切記在這運動過程中，手臂切勿

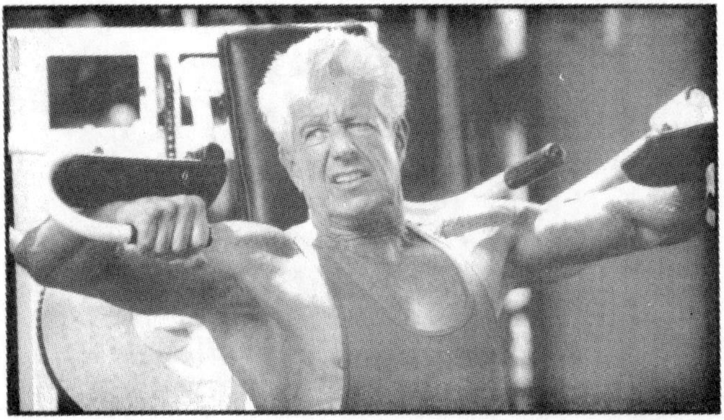

側舉機

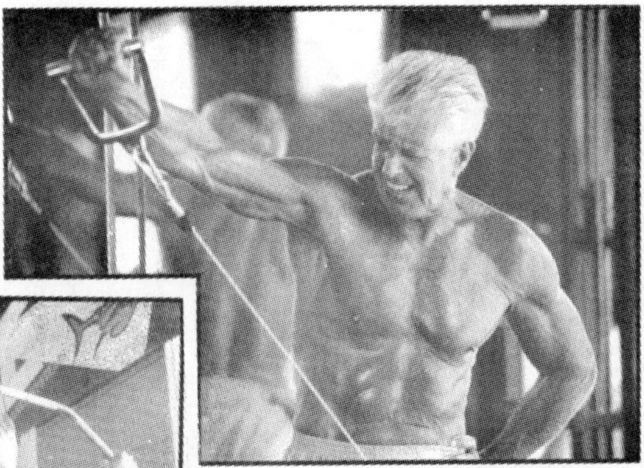

滑輪側拉運動

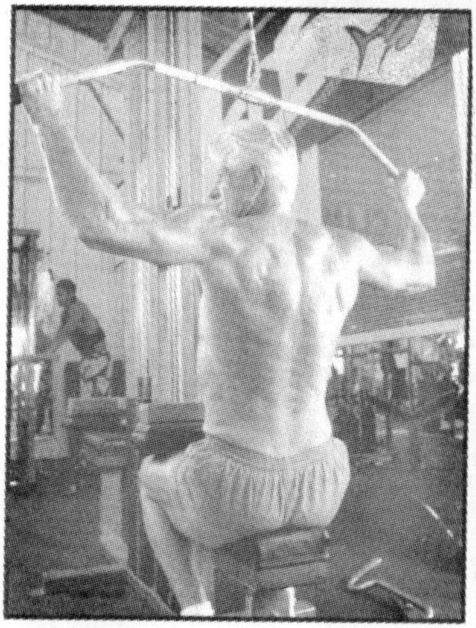

下拉運動

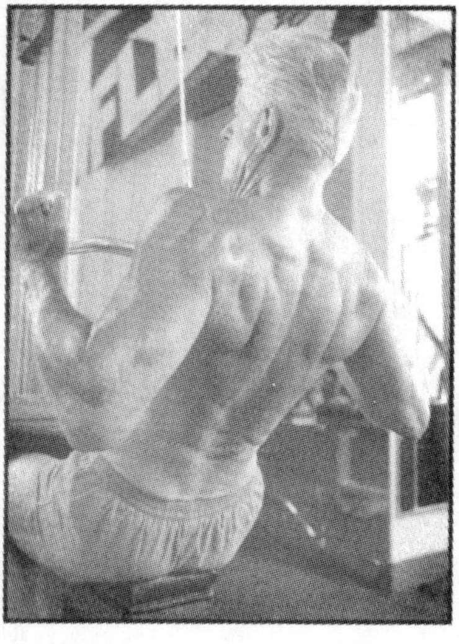

下拉運動

伸直，以免影響三頭肌。這個運動的主要目標在於鍛鍊三角肌。

背　部

下拉運動

雙手掌心背離身體，捉住機器的把手，雙手大約與肩同寬。屈膝坐在椅子上以感受頭頂上之桿軸的重量使手臂完全伸直的情況。再慢慢地屈臂，將桿軸拉到頸背，以鍛鍊闊背肌。請確保您的手肘向下及向後運動，使您的背肌收縮及彎曲，再慢慢地回復原狀。

這個運動在進行時可以多少有一點變化。舉個例子來說，你可以改變雙手間的距離，掌心可以朝著自己的身體或將闊背肌練習桿拉到胸前而非頸後。

抓舉（啞鈴）

右膝跪在椅凳上，左腳放於地面上以保持平衡。左手握著一只輕型的啞鈴，手臂先完全

抓舉（啞鈴）

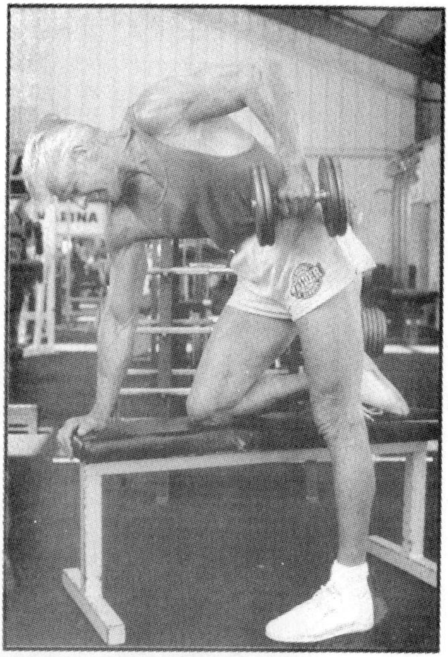

坐姿挺舉機

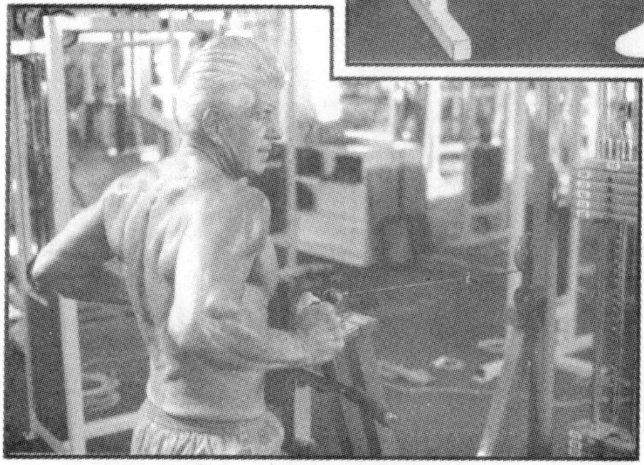

向地面伸直，再舉起至與胸部等高之處。這是一個可鍛鍊出倒三角形身材之運動。同時還可幫助減少上背部脂肪的堆積。

坐姿挺舉機

雙手捉住連接繩纜的二個把手，雙手掌心面對著彼此握好。調整座椅的高度使繩纜正好能拉到下腹部肌肉處。坐在該機器的坐墊上，腳靠著限制桿（restraining bar）。雙腿微屈，使機器的重量足以將你向前拉，伸展您的背肌及下背部肌肉。手肘緊靠著身體二側放好，胸部向外伸展。在達到極大狀態時，背部微屈，這個動作大約保持著一、二秒，然後再回到起始位置。

吊單槓

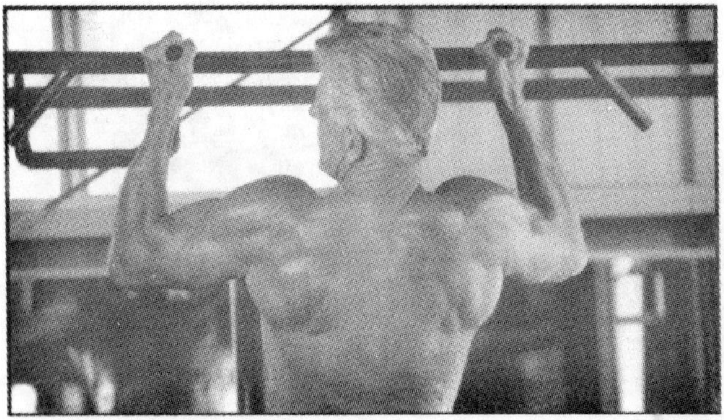

吊單槓

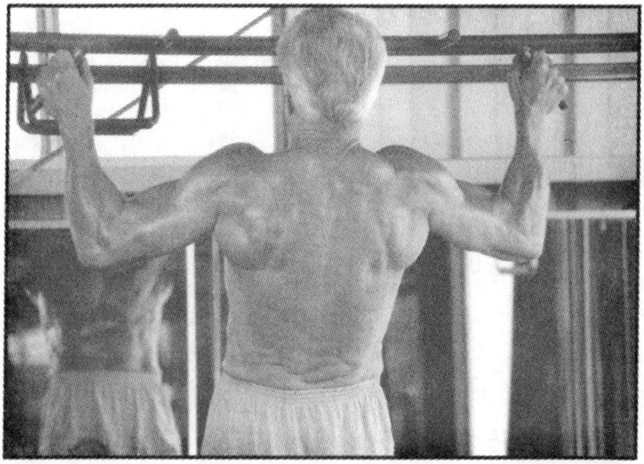

寬式單槓

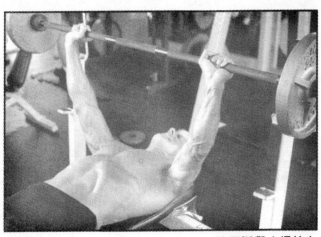

椅凳挺舉（桿鈴）

抓住把手處，雙手間之距離較肩膀寬度略小。然後，用力將自己吊上單槓，保持一秒鐘，然後再完全放鬆，以便鍛鍊背部及手臂。這個動作如果在家練習的話，需購置適合自家門口之單槓，使用時請注意是否架設妥當且安全牢靠。

寬式單槓

雙掌背離自己，以單槓把手上所許可之最大寬度握緊。用力將自己吊上單槓，保持一秒鐘，然後再完全放鬆。除非您對自己的力氣及能力非常有信心，否則切勿輕易嘗試這項運動。

胸部

椅凳挺舉（桿鈴）

平躺在運動椅上，雙足則平放於地板上。雙手以比肩膀稍微寬的距離握住桿鈴，掌面背離身體。慢慢地將桿鈴移至胸前，保持這個動作一秒鐘，然後再向上直舉，直到手臂完全伸

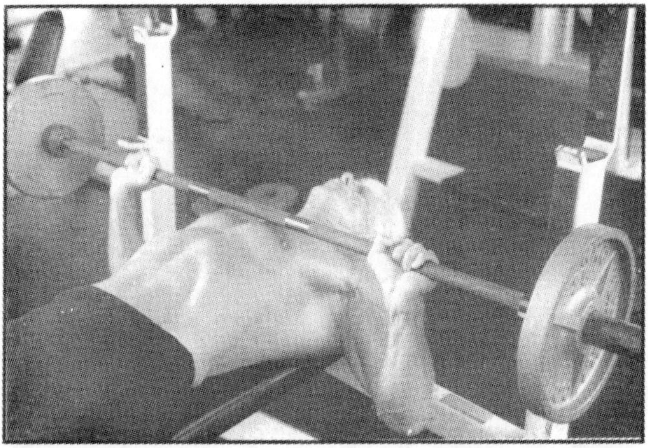

椅凳挺舉（桿鈴）

直，手肘完全固定爲止。再回到胸前，而後再重複挺舉一次。眼睛直視天花板，背部切勿彎曲或讓重量壓在胸前。在每次挺舉時慢慢吐氣，而在回復原狀時再慢慢吸氣。

如果你使用很重的重量的話，請找個人從旁協助，萬一發生問題時可以幫你撐住整個舉重器。

椅凳挺舉機

對於那些從未曾使用過自由重量的人而言，椅凳挺舉是個很好的起點。它的機制與椅凳挺舉運動相同，但由於重量固定且有固定的挺舉桿，因此可以減少危險性，使得使用更容易。平躺在椅凳上，雙足置於地板上

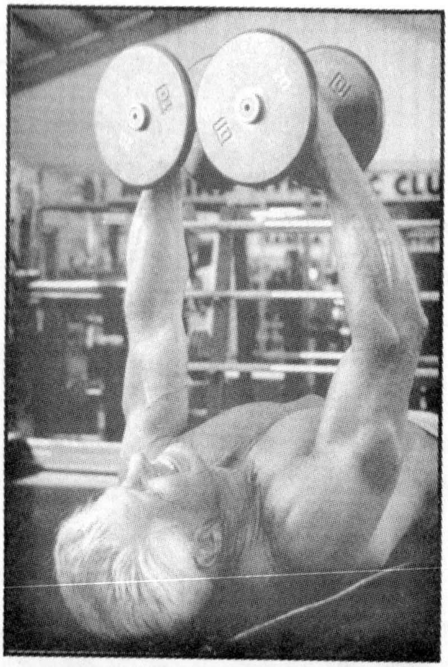

椅凳抓舉（啞鈴）

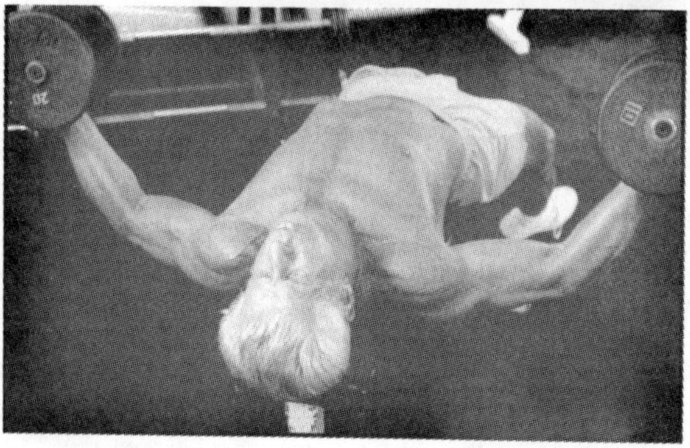

椅凳抓舉（啞鈴）

。掌心背離自己握住把手以便抓住挺舉桿。將桿子降低至胸部處，保持這個動作一秒鐘左右，然後再向上推舉直到手臂完全伸直且手肘幾乎已固定住爲止。切勿讓重量直接壓在胸部上。使用與一般的椅凳挺舉法相同之呼吸技巧。

椅凳抓舉（啞鈴）

躺下，雙手各執一個啞鈴，掌心相對。手肘很自然地在椅子兩側彎曲。慢慢地將啞鈴舉至胸部以上，擠壓胸肌，然後啞鈴再度回復與椅凳同高的位置。

傾斜挺舉（啞鈴）

躺在斜板上或將椅子調整至四五度。雙手握住啞鈴與肩同寬，掌心向外，就好像要進行椅凳挺舉一般。緩緩地將啞鈴舉至胸前，然後將它們直舉，直到手臂完全伸直且

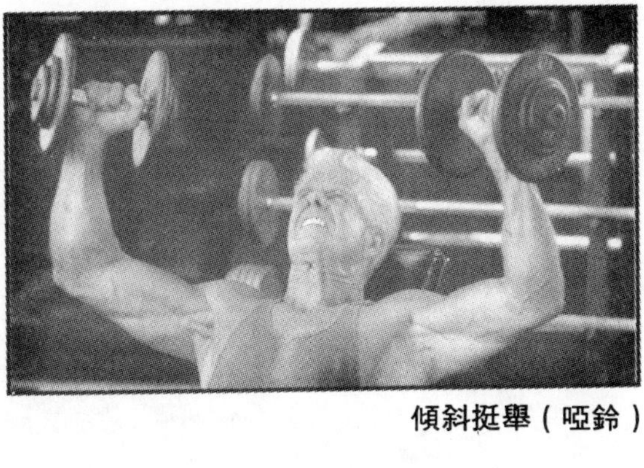

傾斜挺舉（啞鈴）

手肘的關節扣緊了爲止。將胸部肌肉緊連在一起，然後放下啞鈴使其回復至原起始位置，然後再重新舉一次。本運動主要是爲了使上胸肌更結實。

伸舉運動

由於過重的重量會影響著肩關節，因此在進行這項運動時最好使用較輕的重量。躺在椅子上並抓住啞鈴盤面附近之處。在空中沿著半圓形的方向向上升直啞鈴，再下降至腦後（如圖所示）以便擴展胸腔及肋廓，使您的肺容量增加。再將啞鈴舉回原來垂直手臂的位置。本運動除了能使您的氧氣容量增加之外，還可改善您的身材。

傾斜椅墊挺舉機

坐下後調整坐椅。雙手與肩同寬，抓住機器把手，掌心向外，朝外上方挺舉，就如同在進行椅墊挺舉運動一般。

開合機

伸舉運動

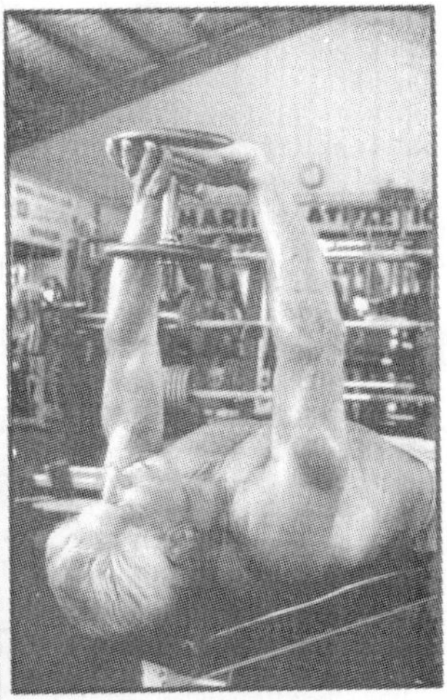

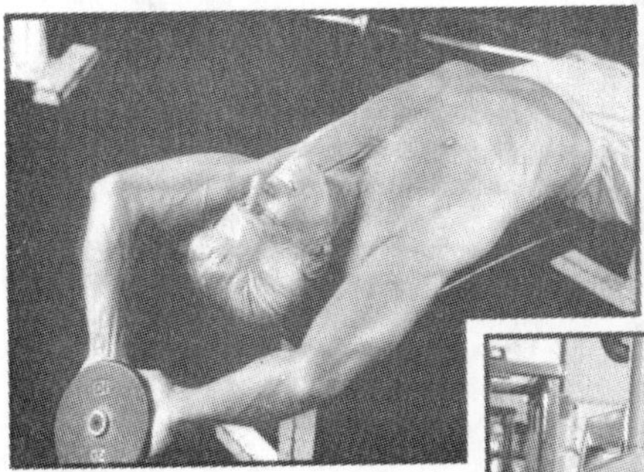

伸舉運動

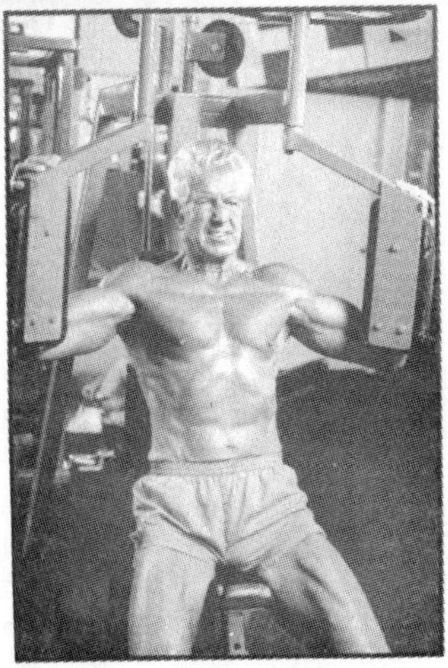

開合機

調整機器坐椅，坐在椅子上，雙手置於迴轉墊後方，上臂位置應與地面呈垂直且手指應置於墊子上緣上方。手肘部位盡可能向後移動。利用胸肌的力量，將墊子向前及向內推直到二邊的墊子與胸前處吻合爲止。保持這個最大收縮的姿勢，然後再回到原來起點。

胸部繩纜機

將二個環形把手固定在頭頂上方的滑輪上。雙足與肩同寬站在二滑輪間，各抓住一個把手，掌心朝著地板的方向。靠著機器的力量使雙方自然張開。然後一隻腳稍微向前移動調整位置，以利平衡，並彎曲背部，雙手慢慢地以半圓弧形的姿勢向內下方拉，直到雙手於您身體前方的中線上碰在一起爲止，利用這個運動集中在胸肌的屈曲運動上。

在最大收縮時保持這個動作一會兒，使胸肌及三角肌得以收縮緊張，然後再回到起點，繩纜交叉運動是鍛鍊下胸肌良好的方法。

三頭肌

三頭肌伸展運動（啞鈴）

左手抓住啞鈴並將手臂舉起至頭頂上。手臂保持靜止狀態並慢慢地彎曲手肘向頸背下方移動，然後再上舉回到原位。在這個動作中，保持正確的姿勢相當重要。很少人能夠正確地進行這個動作的。在進行時速度宜緩慢穩定，且手肘部位緊貼著頭部二側。如果您必須以另一隻手來握住啞鈴的話，也請遵守上述的原則。

三頭肌伸展運動（桿鈴）

雙手間距離約幾英吋寬握住桿鈴。將桿鈴舉至頭頂上，並保持手臂的靜止狀態，然後手肘屈曲將桿鈴下舉至頭頸部後方，再向上回到原起始位置。

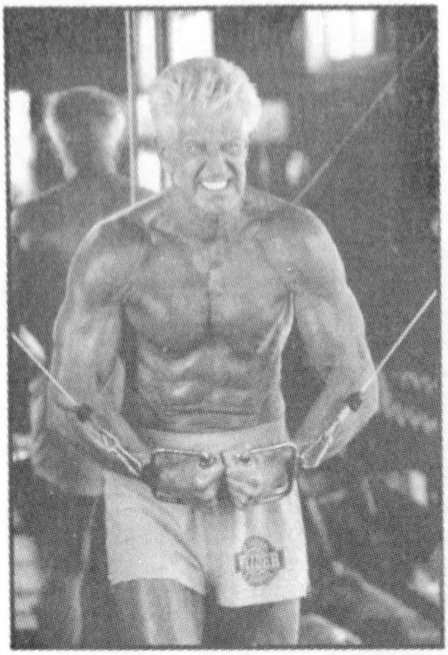

三頭肌伸展運動（啞鈴）

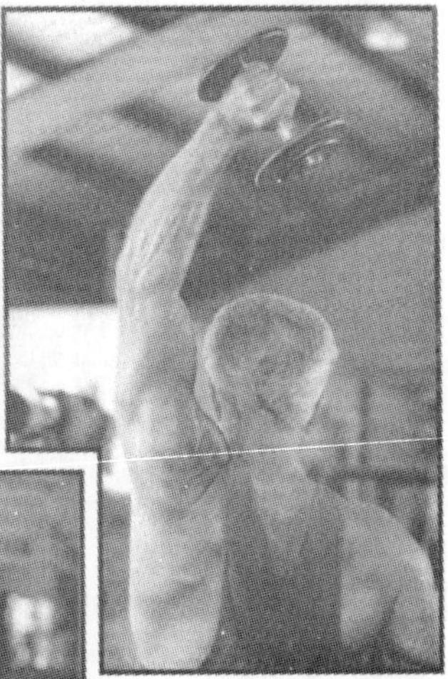

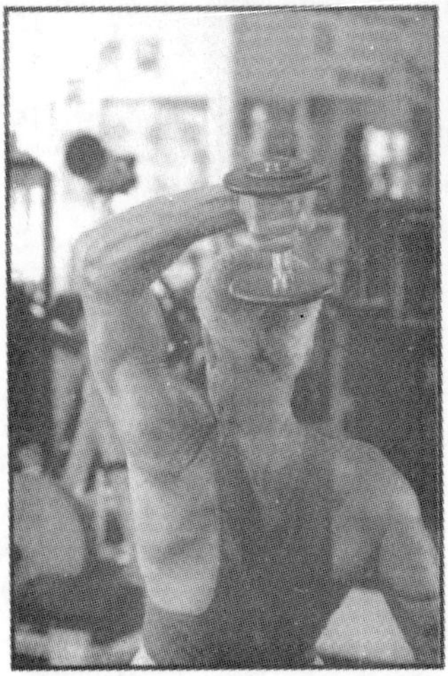

三頭肌伸展運動（啞鈴）

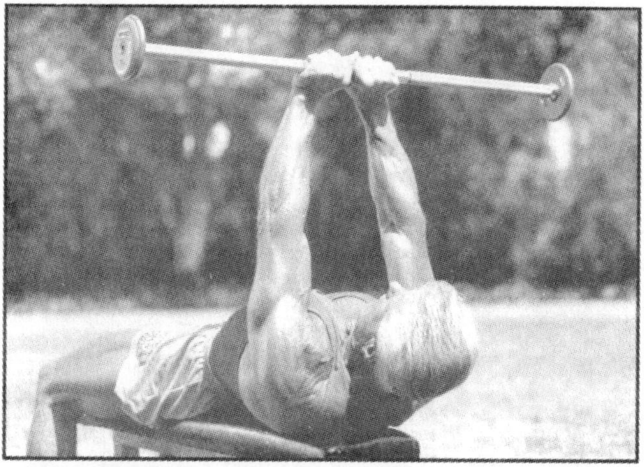

伸舉與背舉

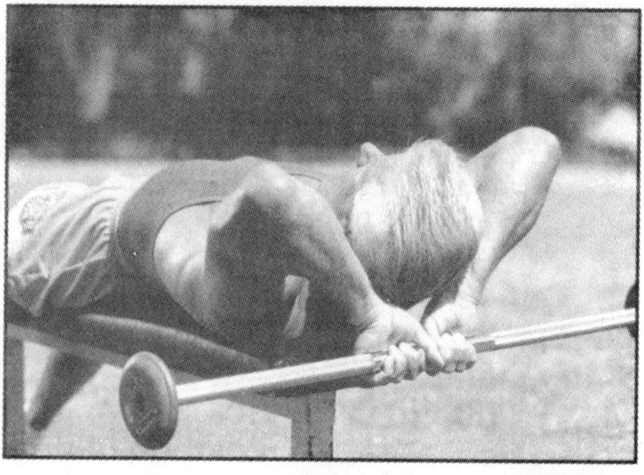

伸舉與背舉

伸舉與背舉

躺在椅子上，抓住桿鈴正中央，將其舉起至胸部上方。雙臂靜止不動，然後再慢慢地將桿鈴下舉至頸部背後，低於椅緣處，然後再回到原來起始位置。感覺一下三頭肌是否有發熱的感覺。在進行這個動作時手肘盡可能向內收以減輕關節的負荷。

屈膝背舉法（啞鈴）

左腳屈膝置於椅子上，右腳平放於地面上以求平衡。右手握住輕型啞鈴，手臂上舉至背上方而後再回復到原位。手臂在進行此項運動時應保持強硬狀。如果所舉之重量使您無法完成標準姿

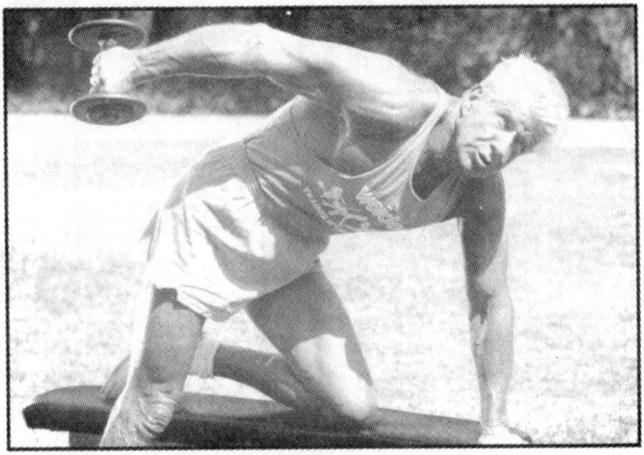

屈膝背舉法

勢的話，則宜減輕啞鈴重量。這項運動主要在鍛鍊三頭肌。我本人所能承受的，啞鈴重量不超過二十磅。

三頭肌下推運動

將手把固定於拉扯機上（lat machine）。雙腳站開與肩同寬，臉部朝著機器的方向，雙手握住手把，距離不超過三英吋，掌面背離身體。雙手手臂先呈彎曲狀，手肘處緊貼著體側而後再以半圓周運動方式，緩緩地將手把放下。把手以碰觸到上大腿爲準，保持這個姿勢數秒鐘，以讓肌肉呈最大收縮狀態。本運動主要在於鍛鍊三頭肌，而後再回復到原來位置。

繩纜背舉法

將環形把手固定在下端之滑輪上並以右手抓住環形把手。面對著機器，後退約二英呎站好。自腰部彎曲軀幹，使軀幹與地面呈四五度角，然後右前臂朝背上方伸直，以便鍛鍊三頭肌，而後再回復至原來位置。

三頭肌下推運動

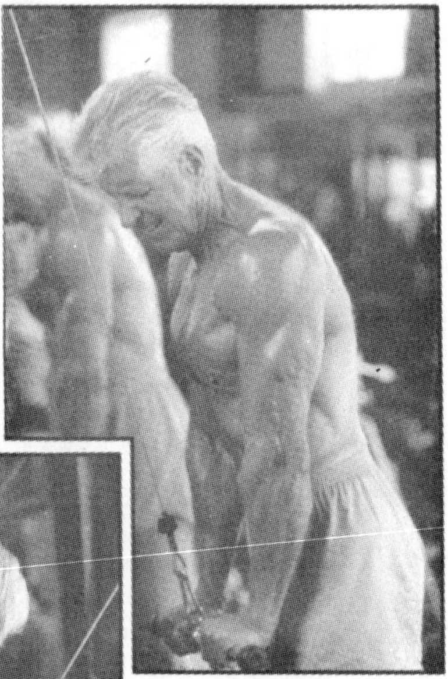

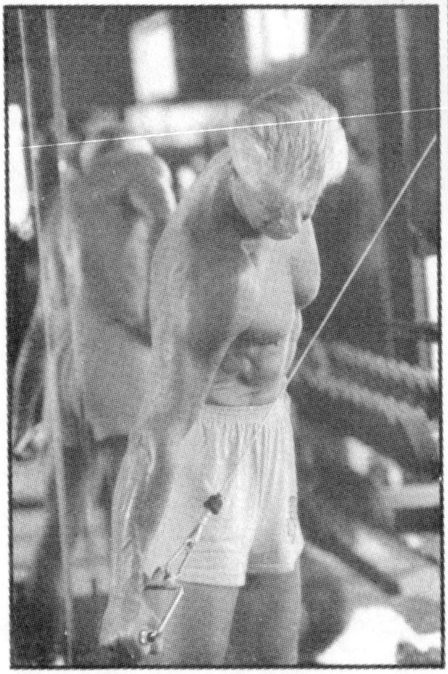

三頭肌繩纜下拉法

三頭肌繩纜下拉法

將環形把手固定在上端滑輪上，並以一隻手握住該把手。雙足與肩同寬，面對著機器，手肘彎曲以使手背位於肩膀附近，掌心背離身體。慢慢向下外方伸直手臂，盡可能使手肘沿著軀幹方向伸直。而後再回到原來位置，再換另一雙手進行相同的運動，這個運動主要在於鍛鍊三頭肌的外側區。

二頭肌

桿鈴屈臂法

雙手距離約十八英吋寬握住桿鈴，掌心朝上。使桿子位於上大腿處，而後利用手腕及手臂肌肉的力量將桿鈴上舉至胸部處，剛好在下巴下方，手腕部切勿彎曲。而後再回復至原來位置。進行此項動作時，背部宜伸直且雙肘緊貼於身體兩側。集中於鍛鍊二頭肌。如果無法

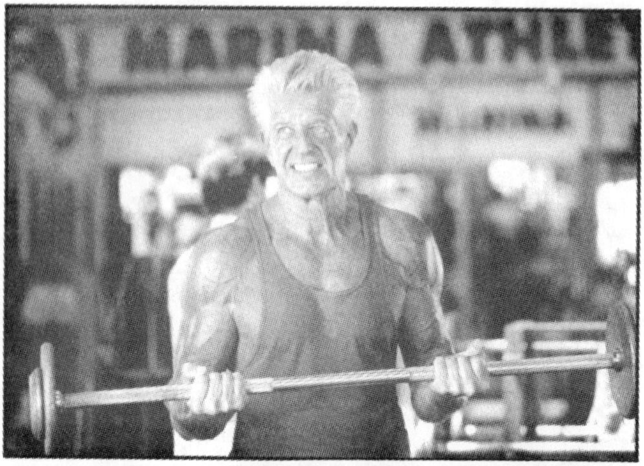

桿鈴屈臂法

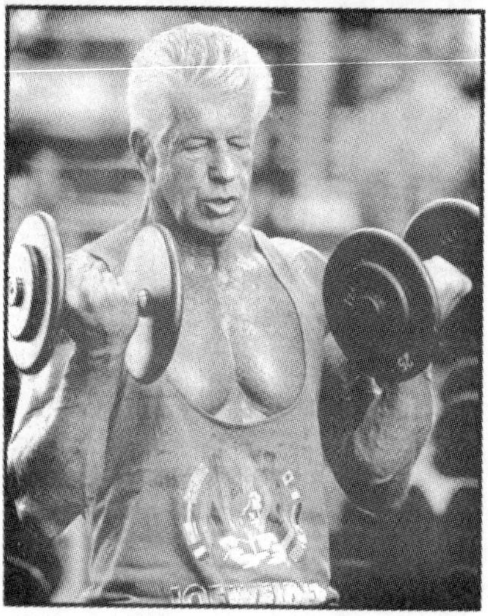

坐姿啞鈴屈臂法

很標準地完成這項動作而必須投機取巧，例如，手肘偏離體側或臀部必須稍微彎曲的話，則宜減輕桿鈴上的重量。

坐姿啞鈴屈臂法

雙手各握住一個啞鈴，掌心朝上。啞鈴先置於上大腿附近，然後舉起啞鈴至胸部位置，剛好於下巴下方並試著使啞鈴碰觸到自己的肩膀，以鍛鍊手腕及手臂肌肉。而後再回復到原來的位置。

集中啞鈴屈臂法

坐下，身體微微前傾並將左手肘置於左大腿上。左手握住啞鈴，手臂朝著身體中心移動，以便舉起啞鈴，直到前臂部位幾乎碰到二頭肌，以鍛鍊二頭肌，而後再緩緩地放下手臂使啞鈴回復到原來位置。在進行這項運動時切勿搖動或晃動啞鈴。然後，再換右手進行相同的動作。

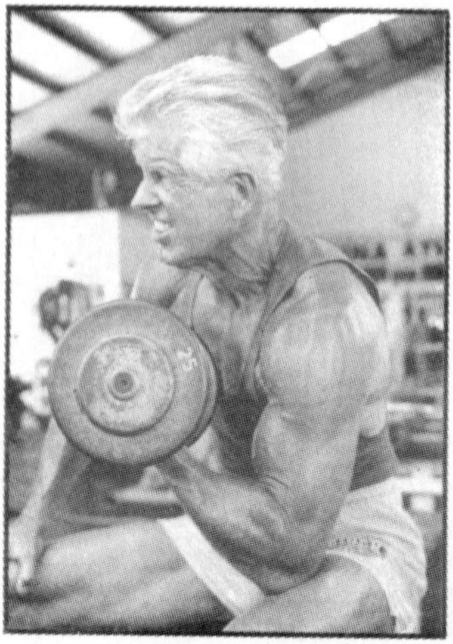

集中啞鈴屈臂法

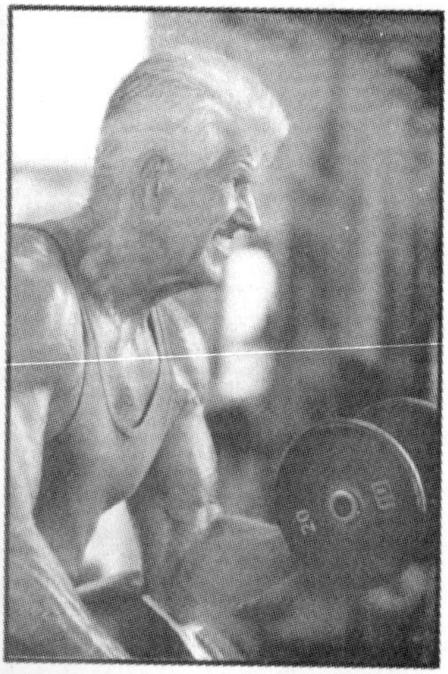

躺椅屈臂法

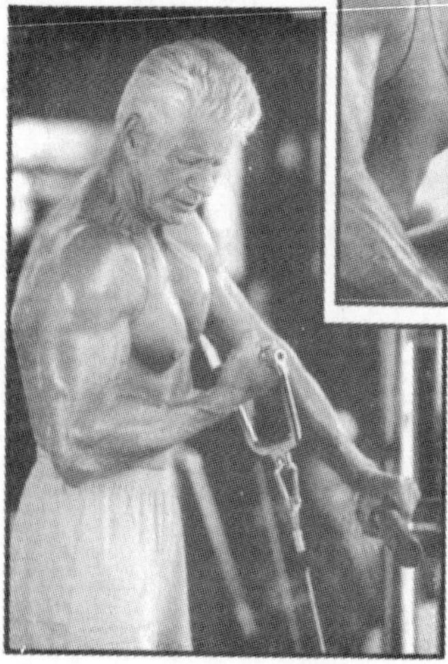

站姿繩纜屈臂法

躺椅屈臂法

以一手抓住一只啞鈴，手肘置於躺椅椅背的椅墊上，將手臂伸直，使整隻手臂躺在椅墊上，然後再慢慢地屈起手臂，使手臂屈起至下巴下方處，而後再回復到原來的位置。所有屈臂運動主要在於鍛鍊二頭肌。而躺椅屈臂法特別還可以鍛鍊與手肘處附近之前臂肌肉相連接之二頭肌的下端部分。

站姿繩纜屈臂法

將圈形把手固定在地面上的滑輪並以右手握住。直立站好並使右手臂得以沿體側向下伸直，而後使掌心面朝外再緩緩曲起手臂，使圈形把手得以碰觸到右肩爲主。在屈臂時手肘應緊貼著體側，使二頭肌得以充分地運動。保持這個動作數秒鐘，集中二頭肌鍛鍊，然後再回復到原來位置，再換左手重複相同的運動。在進行這項運動時，應注意使二頭肌得以獨立出來加以鍛鍊。相信它必能使您的二頭肌自然成形。

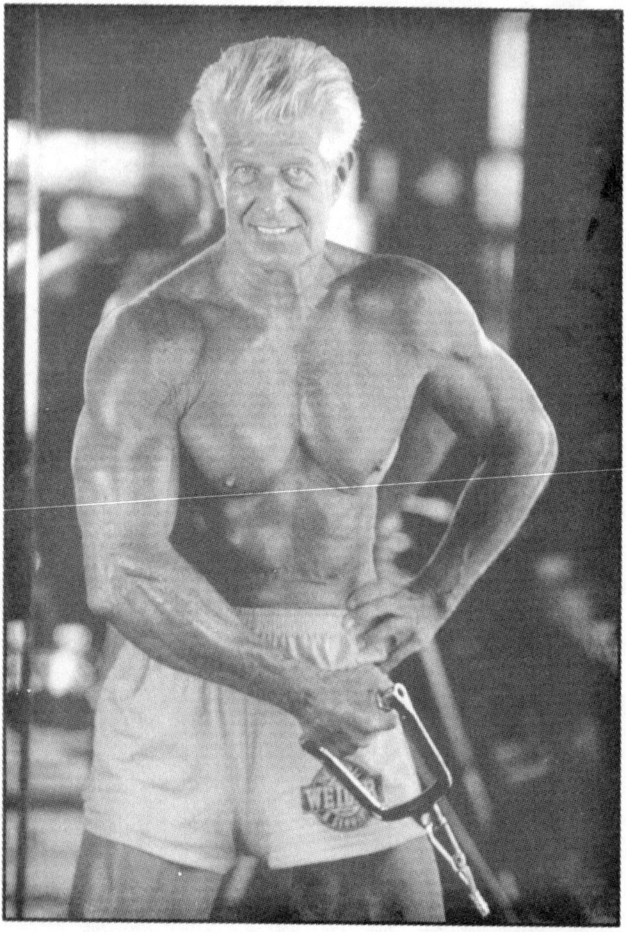

集中繩纜屈臂法

集中繩纜屈臂法

這個動作基本上與站姿繩纜屈臂法相同，但此動作需要稍微蹲下且此動作並非屈曲右手以碰觸右肩，而是以右手碰觸左肩。進行此動作時，手肘應緊貼著體側以便充分運動二頭肌，在肌肉收縮最高點時，保持這個動作數秒鐘，而後再回復到原來位置，換左手重複相同的動作。

腿部

半蹲

站直，將載有輕重量的桿鈴跨過頸背置於肩膀上。再慢慢地蹲下直到大腿約與地面平行爲止。當您再回復原來直立的位置時，上軀幹應儘量保持直立姿勢。在從事這項運動時，最好在背後放一把椅子，當您半蹲時若感到臀部肌肉碰到椅座時，應停止再繼續向下降。

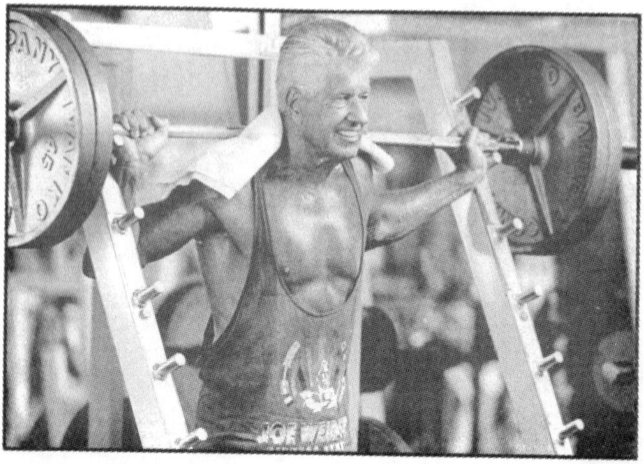

半蹲法

伸腿法

坐在伸腿機緣，將足踝置於重力器下方，雙方握住椅座兩邊之把手，膝蓋伸直，使其平行於地板，保持這個動作數秒鐘，再緩緩地放鬆。

屈腿法

在伸腿肌上趴下，雙手握住把手。將足部置於重力桿下方，然後向後蹺起雙足，使您的足踝盡可能與臀部接觸到爲止。保持這個動作數秒鐘，然後再緩緩地將腿部放回原位。切勿遽然彈回原位。

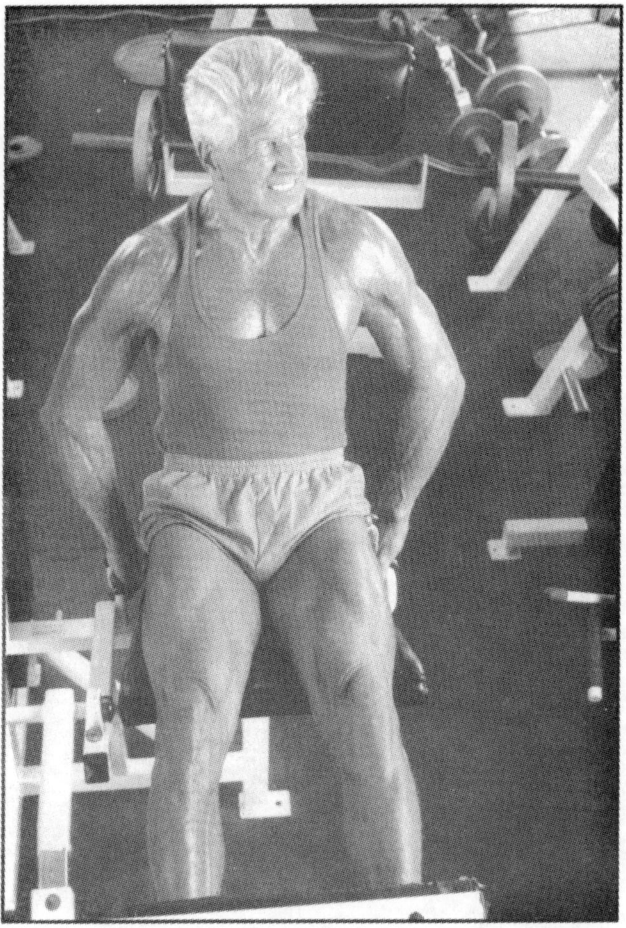

伸腿法

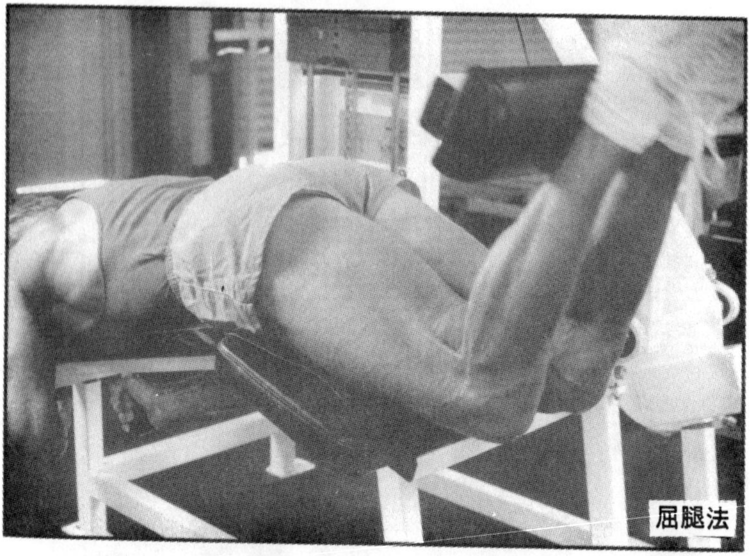
屈腿法

踢脛蹲姿法

坐在踢脛機上（Hack machine），使枕墊剛好靠在肩膀上側。從雙腿完全伸直的狀態，慢慢地彎曲直到呈「蹲下」姿勢，感覺一下大腿肌肉及四頭股肌緊張收縮的狀態。然後再慢慢地伸直雙腿，使其約與完全伸直相差六英吋以內。

壓腿運動

調整壓腿運動機椅座的位置以適合自己的體型。坐在椅座上並將足部置於足墊上。雙手握住椅子兩側之把手，當您在緩緩伸直您的腿部時，手臂及脊椎應呈直立狀。如果

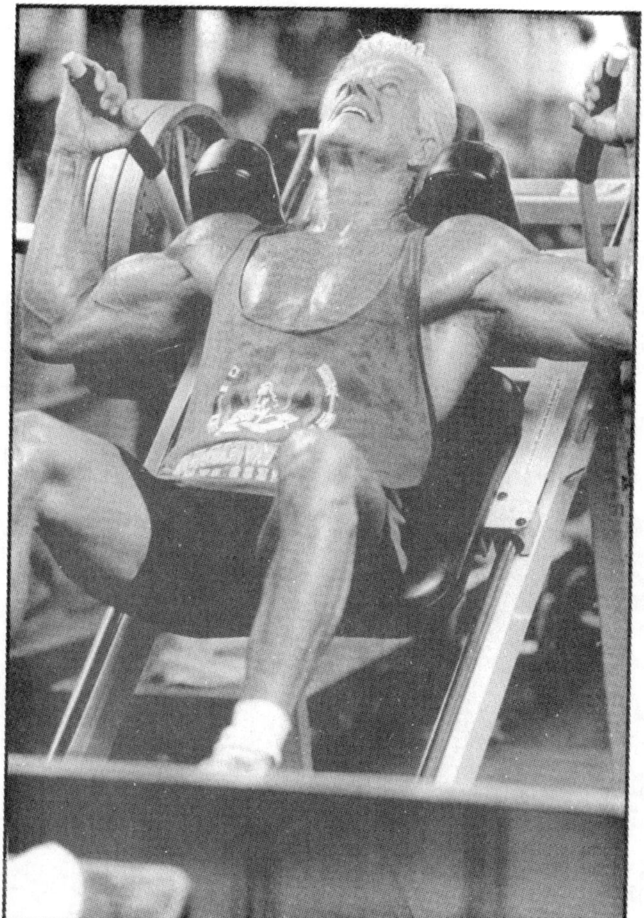

踢脛蹲姿法

您想要有更激烈的鍛鍊，一開始可以低下的姿勢向上壓腿進行相同的運動。

踮脚運動

站直，雙腿與肩同寬張開，將桿鈴橫跨頸背置於肩膀上方。背部盡可能保持直立，以腳趾爲施力點踮腳，但腿部不得彎曲而後再回復原狀。如果您的狀況尚不宜進行過度操勢的訓練的話，亦可在不承受桿鈴重量的情況下踮起腳來運動。

金雞獨立

一隻手握持一雙啞鈴，以拇球爲支點站在一塊面積爲二英吋×四英吋的板子上。如

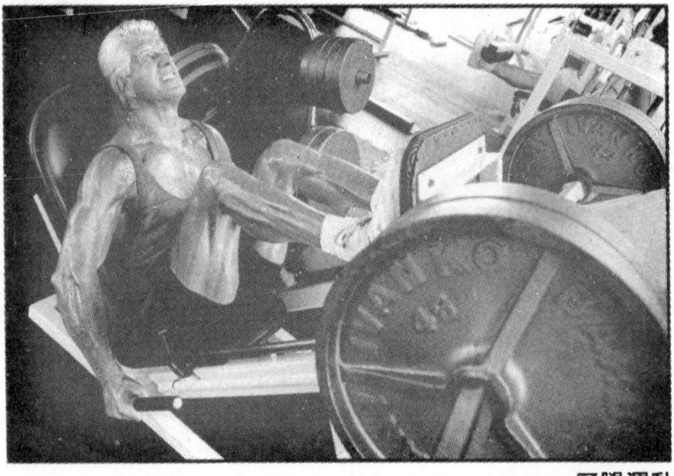

壓腿運動

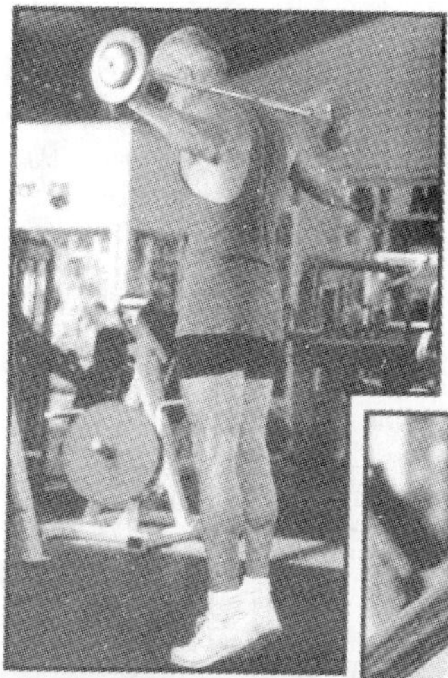

踮腳運動

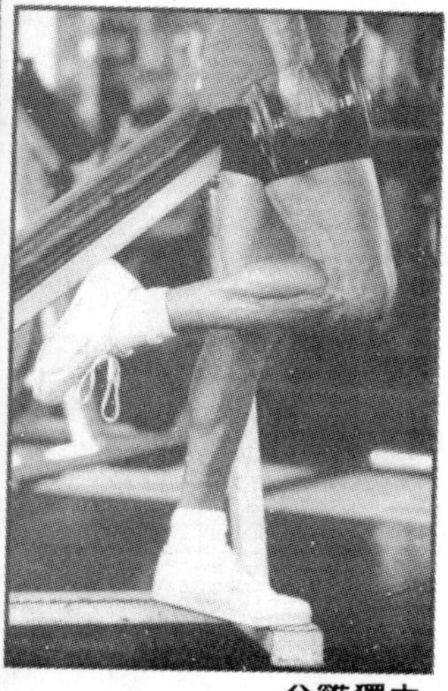

金雞獨立

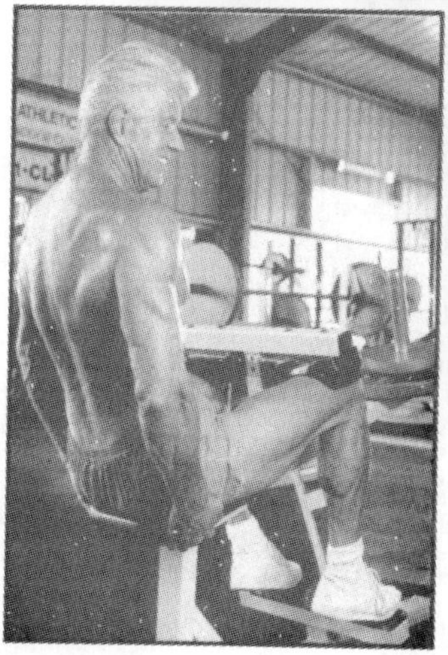

坐姿踮腳運動

果右手持啞鈴的話，則以右腳站立，左手持鈴則以左腳站立。此時另一隻手可以扶住把手或靠在牆上以保持平衡。腳盡可能踮高，但在踮高的同時背部宜保持直立狀且右腿不彎曲，然後保持這個動作數秒，再緩緩地降低，以伸展小腿肌肉，進行之次數愈多愈好。同時您也可視自己的狀況而決定是否同時採用啞鈴。

坐姿踮脚運動

坐在本機器之座椅上，以使您的腳趾及拇球位於趾桿上，而膝蓋則剛好置於墊子下方。然後踮腳時的動作就跟金雞獨立時相同，盡可能地踮高，再放下以便伸展小腿肌肉。進行之次數以盡可能的多爲宜。您也可以改變足部的方向，由朝前改爲朝內或朝外。

8 鍛鍊強健之腹肌

中年人最羨慕的莫過於有健美的腹部，然而腹部卻又是全身肌肉中最不容易變苗條的部位。更重要的是，曾有報告指出胸部及腹部堆積的贅肉，與女人罹患之乳癌及男人罹患心臟病有關。根據明尼蘇達大學對年紀介於五五至六九歲的中年婦女所做的評鑑指出，這些婦女多半擁有蘋果型的身材，也就是腰圍較臀圍還大，一般來説這類婦女與同型身材之男子的死亡率一樣的高。簡單地説，腰圍就好像一個人生命線的指標。但要解決這些問題之前必先了解有關這個問題的一些基本原則。

要想鍛鍊堅實的腰圍及腹肌，所抑賴的並不只是抑卧起坐而已。大部分的人在腹部地帶都堆積了一層脂肪。然而現在世界上所有的腹部運動，都沒有辦法有效地去除腹部這層多餘的脂肪，而建立强健的腹肌及去除過多的脂肪，最有效的辦法莫過於低脂膳食及每周進行三至四天，每天三十分鐘的有氧運動。至於那些只曉得鍛鍊腹肌，卻不去管過多腹脂的人，雖然肌肉變得更結實，但這個成效並不明顯。摔角選手就是活生生的例子。他們每天進行五千個仰臥起坐，但腰圍仍爲六十英吋。因此膳食是影響腰圍的主要因子。

腹肌呈十字形，被分爲上下兩部分。上半部主要負責將肋骨骨架拉向您的骨盆，而下半部則負責將骨盆拉向肋骨，爲了方便後面的講解說明，我們稱之爲上腹肌及下腹肌。下腹肌之運動同時依賴該肌肉之上下部分，而上腹肌之運動則主要仰賴於上半部的肌肉。

圍繞在腹部側面及正面的大塊平坦肌肉，也是經常造成人類腹部囤積脂肪之處，我們稱之爲外斜肌。這些肌肉的主要功能在於幫助軀幹向前及向側邊彎曲。同時我們還有一層內斜肌，此肌與外斜肌垂直，主要功能在於促進軀幹扭曲運動並幫助壓縮腹部。同時還可幫助我們吐氣及咳嗽。另外還有一種與腹部呈水平之肌肉，自背部繞至正前方，像一條腰帶一般。

想要鍛鍊強健的軀幹必需內斜肌與外斜肌同時注重才行。在上腹部運動時，軀幹運動而骨盆相對呈靜止狀，但在下腹部運動時，骨盆運動而軀幹呈靜止狀。而在各種扭曲運動中可以鍛鍊腹斜肌。大部分的人都不知道如何正確地執行，那些可以鍛鍊腹斜肌及腹斜肌的運動。也就是，大部分的人都是在浪費時間從事些根本沒有作用的運動。

在我詳述那些對你們鍛鍊腹肌很有幫助的運動之前，我想先跟大家談談那些浪費時間的運動，切勿嘗試平躺或屈膝之仰臥起坐等運動，因爲這些運動主要在於鍛鍊臀部肌肉而非腹部肌肉。同時他們會對下背部造成一些可傷及腹肌或其他肌肉之不相關的肌肉傷害。

下列不同姿勢之運動可以幫助您鍛鍊每一塊腹部上之肌肉。有些運動以下腹部爲目標，另外，有些運動則以上腹部爲目標。當然有些是針對腹斜肌而來，因此，您無法只針對腹斜肌上之某一點進行局部減肥，相反地，有些利用輕型舉重器進行彎曲或扭轉運動者，可能因腹斜肌過大反而使腰圍變得更粗。通常有耐心且合理的運動必能使腰圍慢慢地有所改善。當然還必須謹記消除腹斜肌上過多的脂肪，主要有賴於有氧運動和正確的膳食，而非鍛鍊腹斜肌的運動。

腹肌可以說是全身肌肉中最難鍛鍊者。任何一項適當之腹部運動的入門在於體驗腹肌中，强烈之熱量燃燒的感覺。如果您非常努力，則可在短期內達到去除脂肪且鍛鍊腹肌的目標。當然在進行任何一項運動時都應採取正確的姿勢。下背部切勿彎曲，且切勿摒住呼吸。適當的呼吸對於腹肌鍛鍊運動的效果非常重要。通常當肌肉在收縮時且在最大迫力的情況下吐氣。

接下去我將介紹您一些更深入的運動，但如果要我選擇一項運動作爲長期奮鬥的運動時，我會選擇瑞典式呼吸法。這個方法不管是開車、烹飪，甚至躺在床上時均可進行。一天大

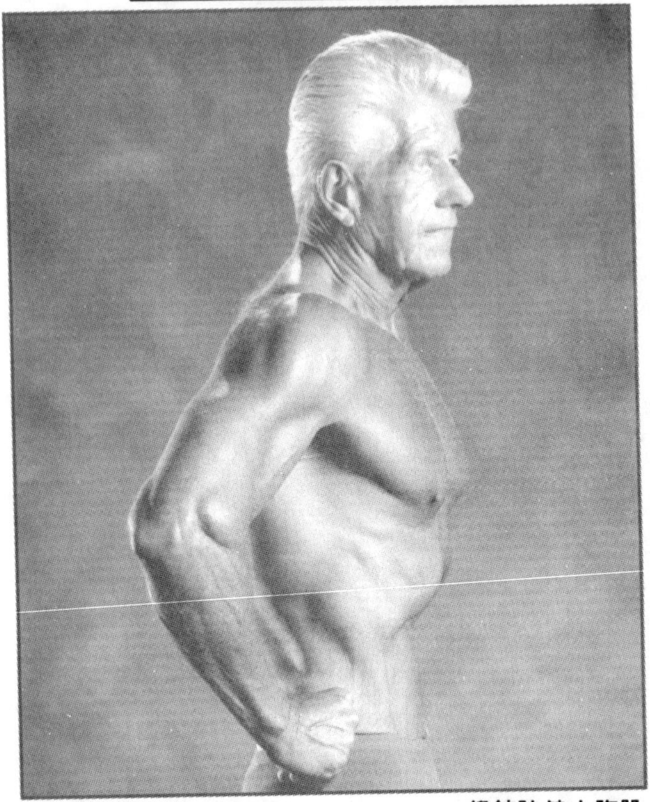

鍛鍊強健之腹肌

約進行個十次即可使您保持苗條的腰圍。只需縮小腹即可幫助您的腰圍減肥，使您看起來更瘦。同時還可使您的腹部肌肉更有彈性且更結實。

膝蓋微屈，雙手置於大腿上，深呼吸。在這個動作中吐氣是秘訣所在。在將肺的空氣通通吐出之後，縮小腹以便使您的恥骨朝內上方的背骨傾斜移動。保持這個動作五秒鐘，然後再放鬆。在這個屈膝式的縮小腹運動練習妥當之後，則可試試瑞典式呼吸法，首先站直，臀部向後而胸部向前挺出。剛吃飽飯時切勿從事這項運動。

以下則是其他您可用來鍛鍊腹肌的方法。在每一章節結束時，都會有針對每個健身階段的建議。

下腹部運動

抬腿運動

躺在地毯上（如果您躺在堅硬的地板上來從事這項運動，無法收到成效）。雙腿併攏、伸直、抬高腿部約十八至二十四英吋，腿部切勿伸舉的過高，以利休息，這樣的運動其成效會不高。之後，腿部再放下回到與原來位置相差三英吋以內之位置，同時保持這個動作數秒以便鍛鍊腹肌。請注意在整個運動過程中腿部均不宜休息。而如果運動時，背部感到任何不適的話，則可將頭抬高以便減輕下背部的疼痛或者也可一次只舉一條腿來鍛鍊。

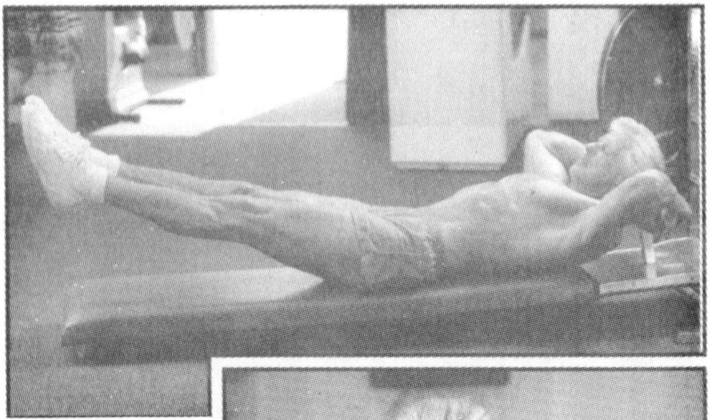

抬腿運動

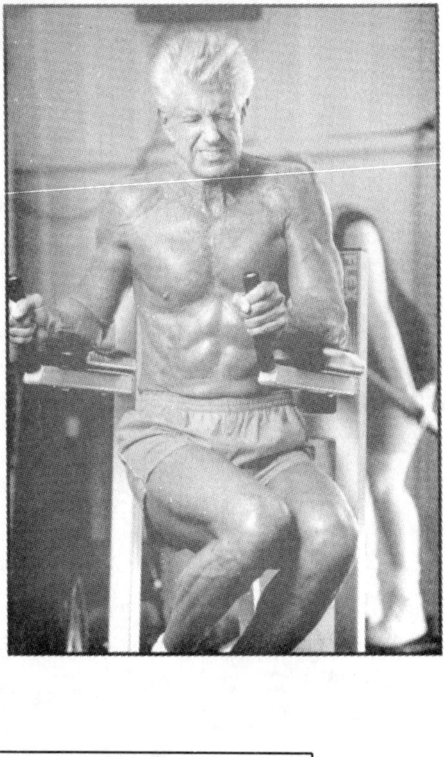

舉膝運動

舉膝運動

雙手及手肘舒服地置於腹肌屈曲機之靠墊上。利用腹肌收縮的力量向前搖動並以腹肌力量將腿部抬高至胸部位置，而膝蓋呈九十度彎曲。利用手肘或手腕部位而非手臂或肩膀的肌肉來牽動腹肌。在肌肉達到最大收縮時，保這個動作數秒鐘，而後再緩緩地將下背部收回原來位置。在從事這項運動時最常發生的錯誤是，以手臂及手腕的力氣來將腿部舉起，而非以腹部力量來將腿部舉起。

刺腿運動

躺在地板上，以雙手爲支柱抬高頭部。下背部儘量保持平坦，同時抬高臀部及腿部，使其距離地面約十四至十八英吋。膝蓋微屈。當臀部及腿部抬高至一定點時，突然向上伸直，利用骨盤的力量進行刺腿運動。然後再迅速放下，使腿部回復至原來起點位置，請注意整個動作本身所產生之動量，應由腹肌來承擔吸收而非背部肌肉。且頭部與頸部要時時與地面保持相當的距離。此外這個運動還有減經下背部所承受之壓力的功用。

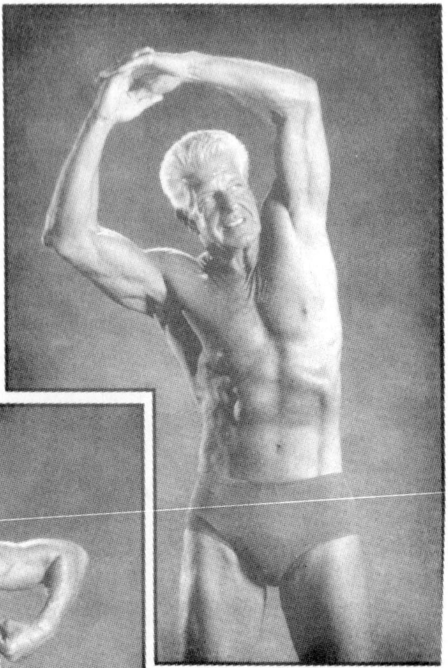

舉臂側彎運動

屈臂側彎運動

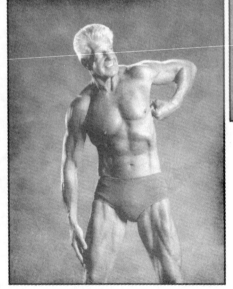

上腹部及腹斜肌之運動

舉臂側彎運動

這個雙向性的伸展運動可以幫助我們消除於腹部之贅肉。雙手上舉至頭頂上，其中一隻手握住另一隻手，重點是自腰部以上之範圍稍微向後傾。然後在不使軀幹前傾的情況下身體儘量向右彎曲伸展。手肘部位稍微彎曲指向地面。然後再回復至原來位置，再儘量向左伸展。每次當身體呈直立狀時，都應稍微停一下，以確定動作進行得很標準，且腹斜肌爲主要之運動肌肉。

屈臂側彎運動

直立站好，左手掌貼在左大腿上而右手則屈曲至胸部附近。然後向左側彎曲直到手指低於左膝爲止，再回復至原來位置並重複進行相同動作。接下來，更換手部位置，右手置於大

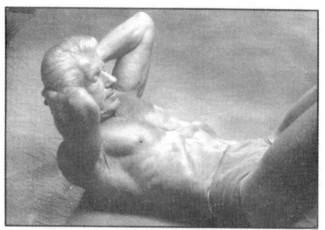

仰臥起坐＃1

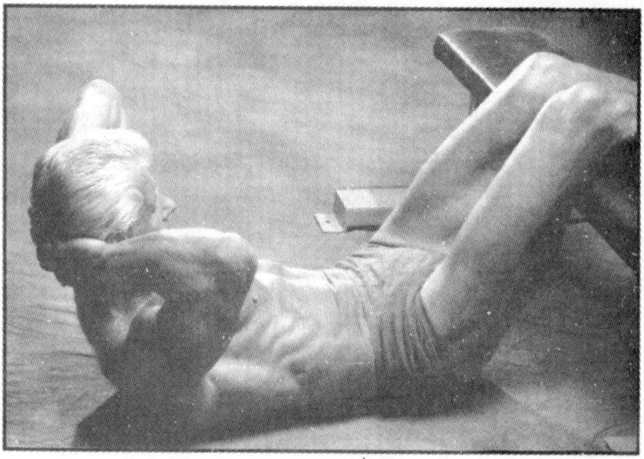

仰臥起坐＃2

腿上，左手則屈曲，然後向右側彎曲，以伸展腹斜肌。

仰臥起坐＃1

這是所有腹部運動中最基本的一個項目，也是最常被人所誤解的一項運動。除非仰臥起坐的動作進行的非常標準，否則對肌肉將造成很大的負擔。一般的仰臥起坐，將身體整個軀幹舉起以使手肘接觸到膝蓋。但事實上軀幹只要稍微地使骨盆與胸肋得以碰在一起，即可直接鍛鍊腹肌並改善下腹部的病痛。

膝蓋彎曲，雙足平放於地面上，躺在柔軟的平面上，上軀幹向前捲起以使肌肉聚在一起，然後使肩胛骨離地保持這個動作數秒鐘，使肌肉收縮然後再慢慢回復到原來的位置。這個運動在進行時以簡潔迅速爲準。愈用力收縮肌肉則由此運動所獲得之好處愈多。

仰臥起坐＃2

這個運動除了一個地方之外，其餘均與仰臥起坐＃1相同。仰臥，膝蓋彎曲成九十度，小腿跨在椅墊上，然而此次並非將上軀幹向前捲起，而是抬高軀幹、頸部及肩膀，就好像是

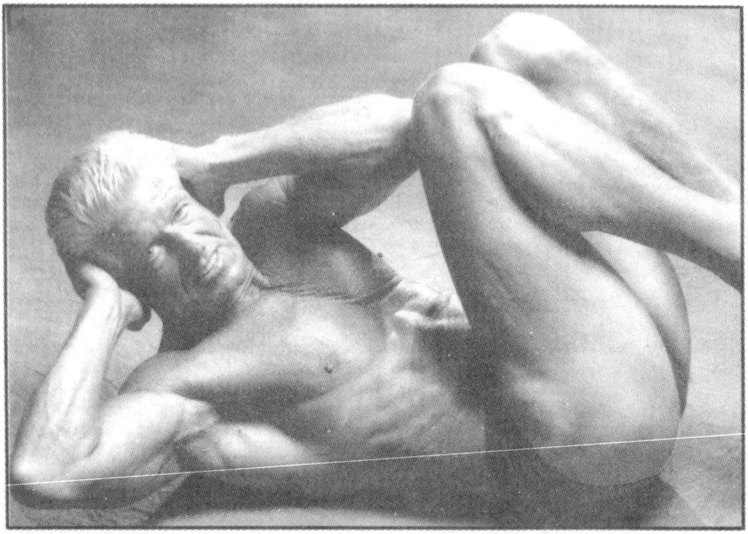

側膝屈腹運動

使自己的胸肋朝著天花板移動。在進行這項動作時宜簡潔迅速。另一個方法就是試著將頭部、頸部及肩膀直接朝著天花板的方向向上拉，就好像下巴上連了一根繩索，被拉起了一般。

側膝屈腹運動

這是一個專門爲消除堆積於腹斜肌附近之脂肪的方法。仰卧躺下，膝蓋彎曲且雙腳朝著天花板，雙手置於頸側，但切忌於頭部後方相交。手肘靠後，慢慢地抬高左肩及上背部（包括臀部在內），身體微微旋轉四五度，將左肩朝右膝方向移動。

注意使用腹肌來完成整個運動，切勿利用腿部肌肉。如果您朝右轉動時，您應該感覺到身體左半邊在移動，自肋骨向下至腰部逐漸移動。再轉向左邊，並以左手感覺一下右邊肌肉收縮的情況。身體扭轉的幅度愈大，則肌肉收縮的情況會愈明顯。在肌肉收縮程度最大時保持該動作數秒鐘，然後再慢慢地回復到原來的位置。接下去換另一邊重複進行相同的動作。

不完全仰臥起坐

躺下，膝蓋彎曲，同時雙腿升向空中，使臀部正好位於膝蓋下方。再慢慢地抬高軀幹以

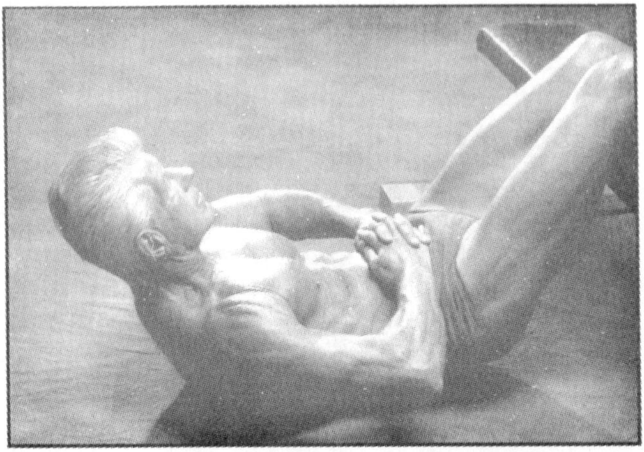

詹氏仰臥起坐

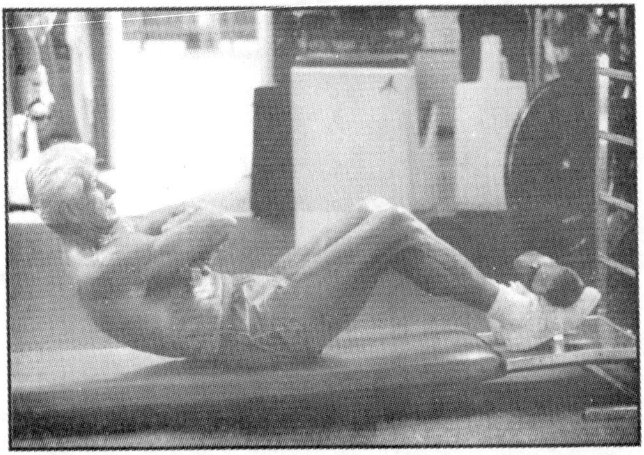

反向詹氏仰臥起坐

使胸肋靠近骨盤，在到達此運動之頂點時收縮腹肌，然後再回到原來的起點。

詹氏仰臥起坐

榮獲三次奧林匹克先生的法蘭克詹教我這個方法，因此名之爲詹氏仰臥起坐。仰臥躺在地板上，雙腿跨過椅背。雙手於腹部前方交叉握好，然後儘可能地抬高頭部、頸部及臀部。在最高點時收縮腹部肌肉，然後再緩緩地讓身體下降至地板上。

反向詹氏仰臥起坐

這個運動大致與詹氏仰臥起坐相同，不同處在於一開始時身體在最高點，然後再緩緩地向地面上下降，約下降一半左右時，再向上移動。手臂於胸前交叉以保持整個人的平衡及韻律感。雖然這個運動難度很高，但因爲它確實可以鍛鍊腹肌，因此這是我最喜歡的運動之一。注意隨時保持肌肉緊張。

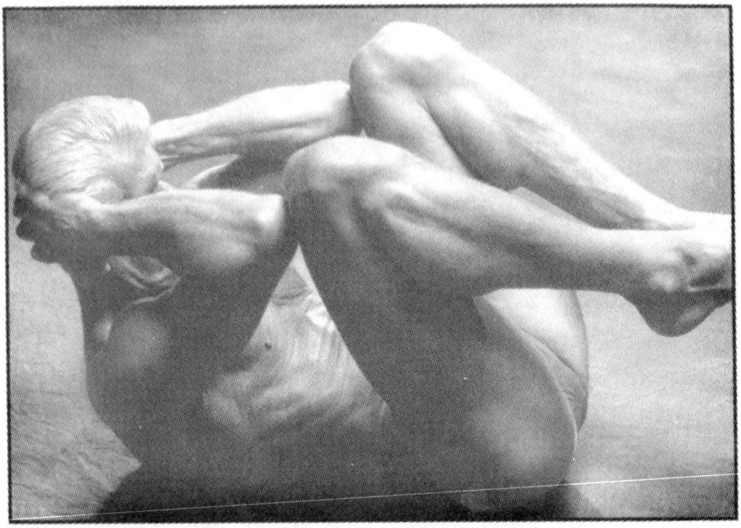

折摺式仰臥起坐

折摺式仰臥起坐

仰臥躺下，膝蓋彎曲成九十度，雙足朝向空中。雙手於頭部後側交叉握好，將軀幹朝著膝蓋，膝蓋也同時朝著軀幹相靠近，然後再放鬆軀幹及膝蓋以便回復原狀（但切勿整個人貼在地板上）。

腹肌鍛鍊計劃

	套數	重複次數
入門		
瑞典式呼吸法	1	10
舉臂側彎運動	2	10
抬腿運動	2	10
仰臥起坐＃1	2	15
中級		
瑞典式呼吸法	1	10
屈臂側彎運動	2	25

仰臥起坐＃2	2	25
不完全仰臥起坐	2	25
側膝屈腹運動	2	25
高級		
瑞典式呼吸法	1	10
詹氏仰臥起坐	2	50
反向詹氏仰臥起坐法	2	50
折摺式仰臥起坐法	2	50
舉膝法	2	15
刺腿運動	2	50

定期運動

儘可能完成各項運動之規定次數。當您的肌肉愈來愈强壯且對整個運動計劃也愈來愈適應時，可以增加套數及重複次數。謹記，質比量還要重要。因此，踏實地完成五次循環會比進行五十次不良的運動還要有益些。還有在各項運動間應暫時十五至三十秒。幾周之後，您可能會發現某一項特別的運動會比另一項來得好些。此時您可摒棄那些無法令您感受到消耗脂肪的運動，或再重新設計新的定期運動。

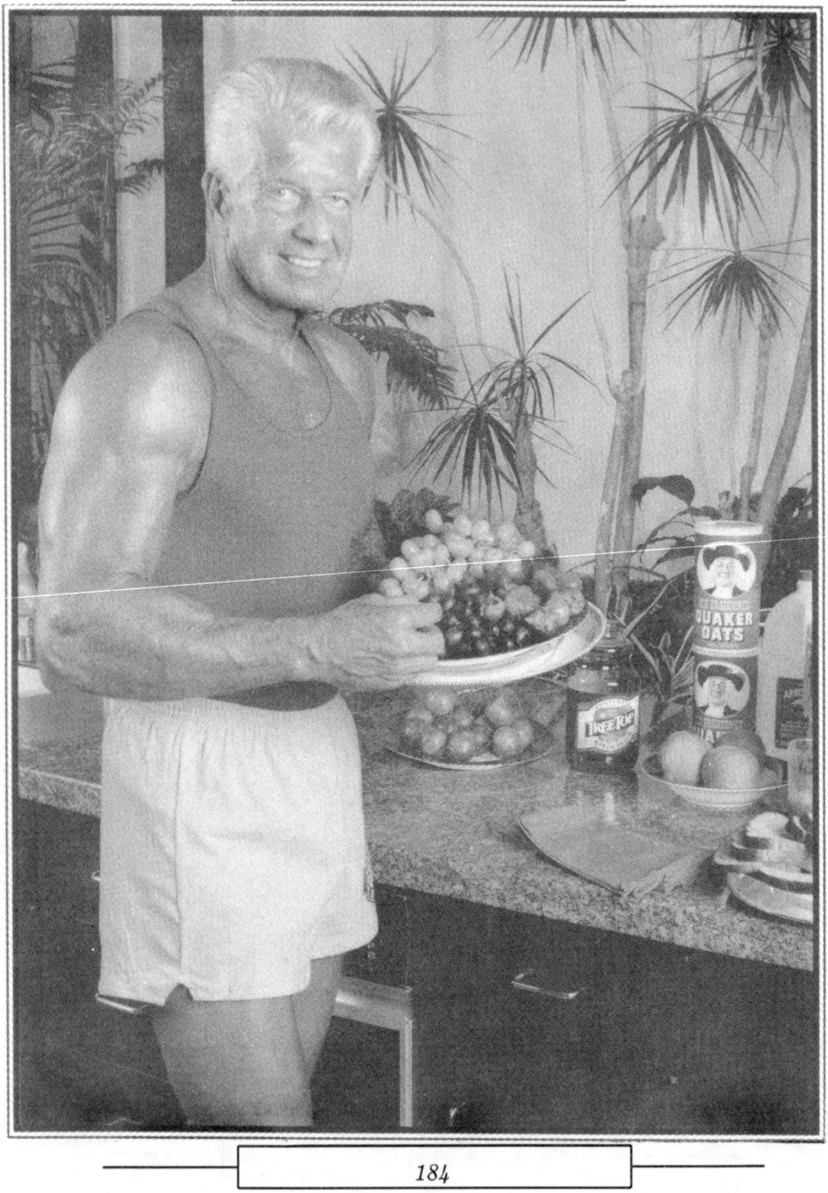
QUAKER
OATS

9 第四階段：營養與長壽

在前面幾章中我分別介紹了這些年來我個人在健身方面的心得及與他人分享之經驗所設計出來的等張力運動、心血管及舉重訓練。而從中我真正體會到的結論是如果您真想消除贅肉油脂、鍛鍊肌肉、增强體力及活力，並揭開長壽秘訣的話，您必須徹底地改變飲食習慣。很不幸地，大多數人都缺乏嚴格恪守某個養生膳食法的毅力。因此，我們真正需要的是一套能讓我們願意永遠遵守的飲食原則。

但整體而言，您是否能減肥鍛鍊成功，主要視您所消耗的食物量，及所從事的運動量而定。如果你認爲減肥健身的方法就是絕食的話，那麼可就大錯特錯了。因爲如果沒有食物，你就無法獲得充分的能量來從事接下去的活動了。因此，您必須重新調整生活，將定期運動與適當之飲食同時併入減肥健身計劃之中。

什麼才是適當的飲食呢?答案是儘可能食用天然食物。也就是不含防腐劑或添加物、無鹽、奶油或垃圾食物，以及食用含適當比例之營養素（蛋白質及碳水化合物等等之比例）。

我並不是說您必須飲用胡蘿蔔汁及吃豆腐，而是在闡述一個基本的減肥概念，那就是當體內攝取過多熱量，比所消耗者過多時您就會變胖。

人類自二十一歲開始，身體中代謝速度及肌肉量開始減少或降低。而當人類邁入四十歲時，即開始出現營養不良的症狀，包括體重減輕，昏昏欲睡，精神不佳以及食慾不振。問題的所在在於當我們年紀漸長時我們所需要的熱量愈少，然而我們卻仍然攝食二十歲時所攝取之熱量。過多的熱量、不足的運動量，再加上代謝速率減慢都是造成脂肪堆積的原因。

根據塔芙茨大學的研究指出，老年人所減少之肌肉量，與其每十年下降二個百分比的基礎代謝率有關。

當然，如果您想擁有苗條的身材，營養是件刻不容緩的事情。你必須開始注意生活中的細節。舉個例子來說，當您發現自己過重時，那表示您所攝取的食物熱量比您所消耗的熱量還要多，此時您有二種選擇，一個就是多運動，要不然就少吃一點。當然最主要的就是列出所有合乎標準且可滿足自己口腹之慾的食物。另外還有一個重點，就是這個營養措施的目的，不在於減少所攝取的食物量，而在於食物的種類及品質。

在美國，幾乎每個營養專家或醫師均聲稱自己有足以消除過多脂肪的計劃。而你也曾在電視上看見這些名流出來證實某些計劃的有效性，同樣地，我已經進行這項營養計劃五十年了，我個人就是這項計劃活生生的例子。在累積了數年營養膳食的計劃之後，我終於發現了飲食上的一般性原則。其實這些原則也不過就是常識罷了，但我卻發現這些常識大多爲人所遺忘了，因此飯桌上才會有馬鈴薯泥的出現。

在這裡所談的減肥計劃並非指爲期三周，快速且有效之減肥計劃，或是一大堆的減肥藥丸。事實上，這個計劃是要你能終身奉行的，因此你必須花一點時間去找出最適合自己的計劃。有許多人剛開始幾周會出現減重效果，然後很快地體重又攀升回去了。這對年輕人而言尤其不利，因爲這種情況常因不良的營養諮詢所造成，而且很容易破壞身體健康狀況。流行的減肥方法也許有效，但它的代價就是賠上健康。

事實上，真正健康的飲食習慣根本不需要節食。

每日總攝取熱量

讓我們先從建立健康的飲食計劃談起吧。營養專家建議成年人攝取之養分比例如下：

醣類（五〇～五五%）

來源：新鮮水果、新鮮蔬菜、全麥麵包及澱粉（馬鈴薯、米、豆及麵類）。

醣類爲提供身體能量的主要來源，因此對每個人而言都非常重要。他們具有幫助其他食物消化及合成的功用，同時本身還能立即提供人體所須之能量。醣類有二種，分別是單醣及複合醣類。單醣爲精製過的天然糖類。除了由新鮮水果及含水量高的蔬菜中所提煉出來的醣類之外，大部分的醣類均不含營養價值，甚至對身體有害，因爲他們會使胰島素含量遽然上升，造成頭痛、噁心及精神不振等症狀。因此在您肌餓時與其吃一支糖，還不如吃一片水果來得實際些。我通常每隔二個半小時會吃一片水果來保持我的活力。

脂肪（一五～二〇%）

來源：動物性肉類、乳品、氫化及熱帶植物油。

脂肪可以說是飲食中高熱量的來源。每克脂肪所提供之熱量約爲醣類及蛋白質的二倍多。由於脂肪可以促進許多可用來幫助身體修復的重要的維他命吸收，因此飲食中不可將脂肪完全去除。

年紀大的婦女尤其需要注意自己對脂肪的攝取量。根據位於西雅圖的哈奇森癌症研究中心指出，低脂的攝取可以降低罹患乳癌的機率。科學家們對七十三位健康的停經婦女進行十二至二十二周的低脂飲食研究，這個飲食中將平均六八・五克的脂肪減少爲二九・五克，結果受試婦女的體重減輕了七・五磅，且其血膽固醇較平均值低十二毫克。

蛋白質（三〇～三五％）

來源：魚類、禽類、瘦豬肉、低脂乳品、蛋、乾燥豆類、蛋白粉及胺基酸。

蛋白質負責建造身體各部位自肌肉骨骼至毛髮，指甲均由其負責。這是保持身體健康及活力最重要的要素之一。

我一直認爲如果一個人的蛋白質攝取量不足，則身體狀況將變得不理想。然而有許多醫師及營養專家亦不贊成您食用過多的蛋白質，尤其是對年紀漸長者而言。因爲過多的蛋白質會增加腎臟的負荷，而腎功能本身卻會隨年齡漸增而衰退。這個現象在您不運動及飲水量不足的情況下尤其明顯。

但，根據美國運動醫學會在數年前的一項研究指出，每周定期運動數次者可能無法獲得充足的蛋白質。又根據肯塔基州立大學應用心理學研究室指出，運動量大者其對蛋白質的需求量與正常人有很大的不同。每周進行三次三十分鐘的運動，可以提高人體對蛋白質的需求量約二五％。

所以究竟您需要多少蛋白質呢？

這些日子以來，我每天攝取的熱量中約有三〇％至三五％的比例是蛋白質。另一個計算方法是將體重除以二。如果您體重一八〇磅的話，則您至少應食用九十克的蛋白質，以便幫助您建立您所想鍛鍊出來的肌肉。而如果您想有個魁梧的外觀，飲食中還要另加五〇％的蛋白質，也就是說如果您的體重為一八〇磅，您需要一三五克的蛋白質，最後，如果您還想鍛鍊更多的體重，則每磅體重應食用一克的蛋白質（請注意飲用足量的水分，因為水分可以幫助體內排除蛋白質分解後所生成之廢物）。

還有一件值得注意的事，那就是蛋白質的品質，瘦豬肉、魚肉及低脂乳製品均為良好之蛋白質來源。通常我會食用一罐六盎司重的鮪魚罐或去皮的水煮雞胸肉。每一種大約各含四十克的蛋白質。缺乏適當的蛋白質則絕對無法鍛鍊出強健的肌肉來。記住這分量千萬不要一次食用完畢，最好每天分個三至五次食用。

以下提供您一種可以增加蛋白質攝取量的方法，這些我獨創的蛋白質飲品既可口又非常容易製做。您只要將下列各成分置於果汁機中攪拌，食用時取出一杯冷飲即可。

維他命C冷飲

6盎司葡萄或橘子汁
1小茶匙蜂蜜
1茶匙麥芽
1小茶匙蛋白質粉
5滴檸檬汁
½杯碎冰塊

草莓聖品

10顆草莓（或切片的新鮮桃子或鳳梨）

1小茶匙蛋白質粉
1茶匙麥芽
6盎司的低脂牛奶
2顆生蛋白
½杯碎冰塊

倍能

8盎司脫脂牛奶
2小茶匙蜂蜜
1小根香蕉
1茶匙的釀酵酵母菌
1小茶匙蛋白質粉
1小茶匙麥芽
1杯碎杯塊

健康飲食計劃

起床時：喝一杯加有一片檸檬的溫開水及食用一片新鮮水果，可以是葡萄柚或西瓜。此法可使您迅速充滿活力。

早晨：燕麥或天然穀類及脱脂牛奶。全麥吐司一片（不塗奶油）再配上一杯咖啡或茶。裸麥及全麥麵包的維他命，及蛋白質含量均優於白麵包。

早午餐：當您開始感到疲累時，吃個水果補充能量。試試香蕉、桃子、梨及蘋果或梅子。

午餐：午餐有下列選擇：

第一種選擇：烤馬鈴薯，或蕃薯；四盎司的脱脂優格以及一個水果。

第二種選擇：六～八盎司的脱脂鄉村乳酪或優格以及一個水果。

第三種選擇：四～六盎司的鮪魚或雞胸肉；六～八盎司的麵食或米飯以及一個水果。

晚餐：在進食主食前，先食用一分沙拉。這分沙拉的主要作用除了幫助消化之外，還可稍微填滿胃容量，以減少接下去食用過多會導致肥胖的食物。但在食用這分沙拉時請使用低熱量的沙拉醬或檸檬汁。脂肪主要包含在沙拉醬中。在食用主食時切忌搭配冷飲，因爲這些冷飲有礙消化。主食中包括六至八盎司的魚肉或去皮雞肉，或是牛肉、羊肉或牛排（但必須先剃除所有肉眼能見的脂肪）。如果您嗜食甜食，可於飯後食用一片西瓜或其他水果。

很自然地，如果一天當中的運動量很大的話，請隨時於日常生活中補充一些水果、鮪魚、麵類、米食或馬鈴薯等非正餐。

健康飲食的原則

＊如果您偶爾會食用牛排的話，請先將脂肪剃除，每周限制自己食用一次或二次的肉類。如果可能的話儘量食用魚肉或雞肉，因爲紅肉中的脂肪含量較高。

＊馬鈴薯本身不會造成發胖，而真正的罪魁禍首是馬鈴薯的作法。以豬油來油炸馬鈴薯片相當危險。酸乳酪及奶油也是我堅拒的食物。至於肉汁就好像在用吸管吸食脂肪一般。唯一適合的烹煮馬鈴薯的方法是烤馬鈴薯。如果您喜歡添加一些醬汁可以試試脫脂的酸乳酪，

或一些脱脂的鄉村調味汁（ranch dressing）。

＊嗜食甜食者應放棄糖果、甜飲及餅乾。唯一能使用的最佳甜味劑是蜂蜜，特殊可用於咖啡及茶中調味。

＊牛奶對於您的飲食計劃也是相當重要的。奶中富含鈣質可以加強骨質密度。過早缺乏鈣質會造成中年以後罹患骨質疏鬆症的機率大大地增加。然而，飲食中過多的奶量對健康亦有不良的影響。因爲如果您體內負責分解牛奶的酵素不足的話，可能會導致疾病。每天早晨在我的蛋白質飲品中我大概添加了十二盎司的低脂牛奶，以便供給我充分的鈣質，避免未來產生骨質疏鬆症。

＊鹽類是健康的殺手。鹽分會造成血壓上升，並且會滯留體內的水分。此外，每個人由食物中所攝取之天然鹽量即已夠多，因此無須再額外多攝食。同時要注意健怡飲料的攝取。我有一個朋友的女兒每天遵守固定的減肥食譜，並且積極從事各項有氧運動，但卻未曾減少一磅的重量。直到我們彼此談過之後才發現，她每天飲用十二到十四瓶的健怡飲料，而這些飲料中通常含有許多鈉鹽。

＊切忌飲用酒類，因爲酒精會在體內轉變爲純糖。

*奶油是純脂肪。富含熱量。不用奶油烹調食物會更簡單處理且更健康。

*美乃滋中富含膽固醇的蛋酚，相當地不健康。

如何判讀食物標籤

當然，我們沒有辦法忍受餐餐皆是烤馬鈴薯及原味鮪魚。根據美國政府公布的每日飲食指南中指出，健康的膳食計劃應包括三到五份的蔬菜，二到四份的水果，六至十一份的麵包、米食、麵食或穀類，以及二到三份的肉品、雞蛋雞肉或乾豆和二到三分的乳製品，優格和乳酪類食物。但是卻有許多人喜歡超市中的冷凍食品。你知道電視餐的真正意義是什麼嗎？因爲了解這些食品中的成分對您一生的健康非常重要。

美國政府規定某些食物上必須附有載明營養成分的標籤，但「低膽固醇」及「不含脂肪」的宣傳常會造成誤導。舉個例子來說，標明「低脂」的產品中所含的熱量可能還有四五%是來自脂肪。至於號稱「天然」的標籤，可能意謂著含有水果汁或其他相似成分。但並不表示這些食物中不含有防腐劑，當然更不意謂著它一定是健康食品。

爲何這項訊息這麼重要呢？一定量的脂肪可以幫助我們強化身體的免疫系統，蛋白質可以幫助修建肌肉組織，而醣類可提供身體能量。當然，我們必須食用正確比例的各種食物以便攝取足夠的養分。在各種食物標籤上貼有載明維他命，礦物質及防腐劑和添加物的說明。任何有意進行節食計劃者，都必須詳細閱讀這些說明。

維他命和礦物質

老化並非是一種疾病，所以沒什麼好害怕的。我現年七十三歲但我仍然像三十年前一樣有朝氣、有活力。我現在還能夠盡情地享受人生，而這一切均歸功於我在運動、飲食上的努力，及保持正確的心態。

長壽的秘訣是無法由神奇的藥丸或醫藥中獲得。當然也無法在實驗室中合成。但有某些營養成分可以幫助我們暫緩老化的腳步。如果您已經上了年紀，您可能攝取的養分還不足夠。很明顯地，雖然營養藥丸無法提供如食物一般廣泛的營養素，但它真有助於健康嗎？

大部分的醫生和營養師均相信食用富含蔬菜和水果的飲食，可以滿足每個人每天對營養的基本需求。但大部分成年人的飲食都與這個目標有相當大的差距。有些人甚至一天中至少會跳過一餐不食，另外還有些人須服用處方藥，這些藥物會降低某些養分的效力。營養不足對您所造成的影響視年齡而定，而有時可能毫無感覺營養不足正在摧殘您的身體。

舉個例子來說，如果您缺乏維他命B_6的話可能會產生易怒、心智混亂以及失眠的症狀。而如果您缺乏維他命B_{12}則會失去活力，甚至出現阿爾滋海默氏病的症狀。如果缺乏維他命C，則會出現體重減輕或容易受傷的情況。在年紀漸長時運動量愈大，則愈需要那些可以使骨骼肌肉强壯的維他命和礦物質。

但我們有必要服用高劑量的維他命來預防老化嗎？根據美國政府所發布的建議飲食許可量（RDAs）中的規定，我們發現老年人所需之維他命的量不會比年輕人還多。但是老年人對某些特定之維他命和礦物質的需求量的確較高。爲什麼呢？因爲RDAs中所規定的數量僅是爲了預防疾病而定的。這些劑量並非爲了使您身體保持在顛峰狀態所設的。當然，至少每天服用複合維他命——礦物質補充品對身體沒有傷害。

除了一些特殊的維他命及礦物質之外，年過五十的中老年人對這二種營養的攝食需要量與十五歲左右的青少年差不多。同時年紀漸長之後，身體對某些營養素的吸收能力可能會比年輕時還差。在本文中的附表上我們列出您在每日膳食中，所應攝取之部分營養素的需求量及RDA的建設攝取量。

很自然地，這些維他命及礦物質補充劑不能取代均衡的膳食。另外，在未經醫師許可之前亦不宜攝取高於RDA的劑量。某些營養素舉個例子來說，像鐵若食用過量反而會造成嚴重的副作用。在服用維他命時最好與每餐飲食一起作用。如果您所服用之維他命及礦物質的量增加，則應飲用足量的水，因爲大部分水溶性維他命若缺乏水分，則不太容易吸收，反而收不到服用維他命補充劑的效果。

維他命／礦物質每日建議攝食許可量

維他命A（男：一〇〇〇毫克，女：八〇〇毫克）

維他命A及維他命C和E一般被視爲是抗氧化劑，具有中和一些不含氧之自由基分子的作用。自由基會破壞您的DNA，改變體內化學平衡並殺死細胞。科學家們認爲這些自由基與癌症、心肺疾病和白內障（眼球的水晶體混濁的疾病，全美六十五歲以上的老人中約有二〇％罹患此病）有相當大的關係。另外還有一些研究指出，維生素A可預防夜盲，促進皮膚及毛髮的健康。

維他命B_6（男：二毫克，女：一．六毫克）

維他命B_6在人體中之主要功能在於參與胺基酸及蛋白質代謝之化學反應。它可幫助人體預防貧血、皮膚受傷及神經傷害，同時經證實它還可以延長老鼠及果蠅之預期壽命。缺乏維他命B_6可能會造成憂鬱症及增加罹患心血管疾病的機會。

維他命B_{12}（男女：二毫克）

維他命B_{12}可以使細胞複製地更容易些，因此可促進生長。同時還能幫助食物釋出能量，且可促進運動員在運動場上的表現。

維他命C（男女：六〇毫克）

維他命C是另一種相當有效的抗氧化劑，可保護人類避免產生心肺疾病及癌症。因爲它可降低自由基的量。維他命E、C及β胡蘿蔔素（一種深紅色的化合物，蕃薯，胡蘿蔔及甜瓜中富含此種營養素）跟其他營養成分大部相同，即使攝食高劑量的這些營養素仍對人體無害。維他命E和C似乎還可強化健康之老年人的免疫系統，因此可以藉此打擊各種可能威脅生命的感染。維他命C還可保持皮膚中膠原蛋白之彈性，及使血管更健康。

維他命D（男女：二〇〇國際單位）

維他命可幫助人體吸收鈣磷，以促進骨骼生長及修復。根據哥倫比亞大學的初步研究及哈佛大學的更一步證實，維他命D和副甲狀腺素可增加骨質密度，幫助中老年鞏固骨骼，預防骨質疏鬆症。

維他命E（男女：十毫克）

維他命E是人體中的另一種抗氧化劑，在預防自由基造成心臟疾病方面特別有效。根據多倫多大學最近所做的一項研究指出，每日服用一千個國際單位的維他命E，連續服用二十一日之後，可以顯著地減少自由基的生成量。而人類老化營養中心所做的另一項研究，證實連續服用維他命E一個月者可改善其免疫反應。維他命同時還具有抑制自由基形成的作用，因此就某些方面而言，維他命E有抗老化的性質。

由於很難從食物中獲得足量的維他命E以及維他命E對身體的保護作用，因此有許多科學家仍建議每個人每天應服用維他命E補充營養。

維他命K（男：八十毫克，女：六五毫克）

維他命K可以幫助肝臟合成，可幫助凝血、預防流血及創傷的重要物質，同時還可幫助骨骼保存鈣質。更年期的婦女通常會有鈣質流失的現象，而根據一項針對四十五至八十歲的一五〇〇名婦女所做的研究發現，適度的補充維他命K，可以使鈣質的流失量減少一半。

葉酸（男：二〇〇毫克，女：一八〇毫克）

葉酸可促進生長，其效果可能比維他命B_{12}還好。同時葉酸還可預防血臟疾病及神經傷害。根據塔芙茨大學所做的一項研究指出，缺乏葉酸會引起警覺性降低及記憶力減退等神經失調症狀。

鈣（男女：八〇〇毫克）

鈣對於骨骼生長及修復相當重要。根據研究指出，人體吸收鈣離子的能力隨年齡的增長而遞減，但塔芙茨大學的研究顯示，像散步及慢跑等承載重量的運動及鈣離子的補充，皆可幫助身體維持骨質的密度。

鉻（男女：五〇～二〇〇毫克「安全且足夠的估計量」）

甘油酸鉻可以增加血中對身體有益之膽固醇（HDL），並減低對身體有不良影響之膽固醇（LDL）的濃度。同時還可幫助調節血糖濃度，且在醣類及脂肪代謝上相當重要。

鐵（男女：十五～二〇毫克）

鐵是人體中用來合成攜帶氧氣之血紅素的主要成分。缺乏鐵會造成疲勞、不安以及頭痛等症狀。但在未經醫師許可的情況下，最好不要隨意服用鐵劑。

鎂

鎂離子在肌肉收縮的功能上扮演重要的角色。同時，足量的鎂離子可以減少罹患一些老年疾病，包括心臟病、中風及高血壓在內。

鉀（男女：二〇〇〇毫克「最低估計量」）

鉀是維護神經及肌肉功能健全的必要離子。經證實它還可以降低高血壓的症狀，並進而預防心臟病及因中風而造成死亡的機率。

鋅（男：十五毫克，女：十二毫克）

鋅可幫助血液將二氧化碳運送到肺部，同時也是促進蛋白質消化的重要元素。在某些人的生理條件下，鋅還有促進免疫功能的優點。一般來說由於美國人在日常運動中會因流汗而使鋅離子流失，因此大部分美國人所攝取之鋅離子的量還未能達到RDA 的建議標準。因此您可以另外攝取鋅離子補充養分或多食用蛋類、海鮮及全麥產品。

人參

人參是一種東方神奇的天然食物。在一九九二年夏天的奧運中，中國選手代表聲稱服用人參使他們具有超於凡人的爆發性及耐力。根據蘇聯的一項研究指出，每日服用定量人參的實驗動物可增加二五%的耐力。這是一種從古老醫術中傳下來的秘方，同時具有類似鎮靜劑及補充能量的作用。將一袋如茶包狀的人參泡在熱開水中飲用，每日服用二杯非常有效。

我的營養攝食狀況

根據國家研究委員會的報告指出，服用過量的營養補充劑「不僅對健康沒有明顯的好處，且還可能危害健康」。但還有其他專家相信大部分年老的美國人膳食中所攝取之養分不足，因此需要補充食品的幫忙。雖有這二種不同的講法，但一切還是視您而定。以下是我每日所攝取之維他命及礦物質的一覽表。您只須將下表中您所缺乏之食物營養併入您日常飲食中，稍稍改變一下飲食習慣即可。

維他命	**食物來源**
生物素	豆、青豆、燕麥、牛奶
維他命A（β胡蘿蔔素）	奶類、乳製品、馬鈴薯、綠色葉菜類、胡蘿蔔
維他命B_6	肉類、禽肉、魚、水果、核果及馬鈴薯
維他命B_{12}	肉類、蛋類、肝臟、魚、穀類
維他命C	柑橘類、生菜、綠色葉菜類
維他命D	添加營養素之奶類、蛋黃、鮭魚
維他命E	堅果、種子、全穀類
維他命K	葉菜類、玉米、穀類、乳製品、肉類及水果
葉酸	綠色葉菜類、肝臟
礦物質	**食物來源**
鈣	球莖類、乳製品、豆類、杏仁
鉻	酵母菌、腎臟
銅	蝦子、牡蠣、鱷梨

碘	海鮮、海藻
鐵	綠色葉菜類、乾豆、全穀類、瘦肉、蛋黃、魚
錳	菠菜、米、水果
鎂	球莖、綠色葉菜類、鱷梨、全穀類、堅果、魚、香蕉
磷	穀類、乳製品、魚肉、禽肉
鉀	柳丁汁、烤洋芋、香蕉、番茄、鮭魚、堅果
硒	穀類、小麥芽、海鮮、堅果、草菇
鋅	海鮮、豆類、乳製品

從狂喜到崩潰的心理變化

一旦您改變了飲食習慣之後，會發現您心情的轉變更顯著。一會兒是充滿活力且有效率，但緊跟著就出現緊張和沮喪的心情。這主要是因爲在節食過程中血糖濃度變化的情形影響所致，大部分的情況下你會處在飢餓的狀態，而心裡卻幻想著那些不該食用的食物。

我們都曉得它在感覺上像是疲勞厭倦的感覺一般。如果您是因爲運動訓練而有疲勞的感覺，那麼很好。但如果您的疲勞持續不斷，且已經沒有體力起床的話，那麼就糟了。有些醫師稱這種現象爲慢性疲勞。如果您的症狀非常類似上述的描述，則可能是您的血糖濃度有很嚴重的問題。

葡萄糖是提供人類能量的主要來源。血中葡萄糖的含量我們稱之爲血糖。主血糖濃度降至一定數值以下時，大腦會發出訊息告訴身體需要更多的燃料，而最迅速的補充方法則是精糖。因此，一般人會立刻食用一根棒棒糖或一片餅乾。這些糖分在體內轉爲葡萄糖，再送入血管中以便迅速提供能量，如此一來，您也就不會由精力旺盛的狀態，迅速轉變爲疲勞崩潰之感。

所有精糖（糖果、餅乾、冰淇淋和巧克力）均會使血糖濃度發生激烈變動的現象。保持正常的血糖濃度對於有效的節食及保持健康是相當的重要，因爲當我們年紀愈長，我們愈可能發生糖尿病。

在攝食時儘可能遵守自然原則，以使血糖濃度保持在正常及穩定的狀況。在飲食方面必須小心加以節制，對各種食物之選擇做明智的決定。如果您正在進行某項減肥計劃的話，千萬不要因爲起床時身體格外飢餓，血糖濃度很低而大吃一頓，這麼一來節食計劃可是會失敗的喲！

如果您已年過三十且身材開始有些變形時，適合慢慢地開始節食計劃，並在從事前宜先進行初步之身體檢查。當您年歲漸增時，發生某些疾病的機會就較年輕人高些，如心肺方面的疾病。尤其是心臟疾病的罹患率不分男女均很高。大部分心臟病發作或中風均是因冠狀動脈閉鎖所導致的。而這些動脈又是由於血中膽固醇的堆積而堵塞，因此您必須特別注意膽固醇的濃度。

膽固醇係由肝臟合成的，其最主要的功能之一是負責運送血中脂肪。因此沒有膽固醇您無法活下去，但根據研究指出，膽固醇的量也不宜太多。當動脈被膽固醇堵住，使管腔變小，因而血塊無法穿過。在這種情況下，血流無法順利到達心臟，很容易造成心臟病。但是有氧運動可以解決這些問題，因爲運動可以促進血管擴張並幫助血液運輸至心肌。

高膽固醇似乎正意謂著某人正慢慢走向心血管疾病之路，尤其是對於年長者而言。堆積在血管內的膽固醇通常自然地由血中清除掉，但當血膽固醇含量過高時，膽固醇會沈積在血管壁底。

雖然正常血膽固醇的範圍介於一五〇及二〇〇之間，但這是誤導的數值，因爲真正重要的是，必須測量「有益」的膽固醇（高密度脂蛋白）與「有害」之膽固醇（低密度脂蛋白）。根據研究指出，即使血膽固醇含量正常，若低密度脂蛋白濃度異常地高，而高密度脂蛋白的濃度很低時，仍然非常危險。我有個朋友的膽固醇約爲一五〇，而當我在詳細檢查他的檢查報告後，發現他的高密度脂蛋白約只有三十二，而低密度脂蛋白則相當高。我告訴他「他就像個定時炸彈一般，最好立即去看醫生」，幸虧他採納我的建言。

如果您在乎血膽固醇的濃度，高密度脂蛋白與低密度脂蛋白之比值實爲重點。低密度脂蛋白（LDL）爲負責膽固醇沈積在組織中及血管壁上之主要分子。而高密度脂蛋白（HDL）則正好執行相反功能，負責將膽固醇運回肝臟處理。根據研究結果顯示，當HDL的濃度增高時，罹患心臟病的機率會降低。一般來說，女人的HDL濃度較男人爲高。運動可以幫助提升這種有益之血膽固醇的濃度。正確的HDL及LDL濃度可以幫助我們預防心臟病。

最常造成膽固醇上升的原因是飽和脂肪酸，例如，牛肉、豬肉、奶油、蛋類、豬油及氫化脂質。若要減少體內膽固醇濃度，可以多攝食魚肉、脫脂及低脂乳製品，以便降低罹患心臟疾病的機率。有些研究指出，阿斯匹靈可使血液變稀，因此可預防中風。阿斯匹靈和菸鹼酸同時可以預防動脈阻塞，而影響心臟及腦部的血液循環。最好經過醫師檢查一下您血中膽固醇的含量情況。

您要怎麼樣才知道體內的血膽固醇濃度過高呢？請您的醫生幫助做血脂測試以檢查血中膽固醇的濃度。當然，有時候這些測量值可能會不準，如果您覺得檢查數據有問題，不妨再找第二個人檢查，此時應請醫師做全面性的血相測試，而非只是單項血液測試，尤其是年屆中年者尤其應當注意。

我每三個月進行一次完整徹底的血相測試。同時每六個月會進行一次壓力測試。身體就像是一部組織精良的機械，因此，您必須確保每個零件都能發揮一○○%的效率，以保障個人健康。然而，對我們而言，在判讀這些報告數據時就好像在閱讀另一種外文一般。您可能會將其揉成一團後丟進垃圾桶中，但千萬別這麼做，因爲一些生理問題可能會因早期診斷而救您一命！以下我列出各種測試名稱及其與生理上的關係，以幫助您了解何時該看醫生。請注意下表中還列出正常值的範圍，有一些人很容易就超出這個範圍，但我的血相除了極少部分的例外之外，皆在正常值的範圍之內。

血液測試

測試	相關性	正常範圍
鹼性	肝／骨	>十七歲；二五～一四○u/ℓ
膽紅素（總量）	肝／黃疸	○·二～一·二mg/dℓ
血尿素氮	腎	七～二五mg/dℓ
二氧化碳	體液平衡	二二～三二meq/ℓ
氯	體液平衡	九六～一○九meq/ℓ
膽固醇（總量）	心臟疾病／中風之危險性	一五○～二○○mg/dℓ
高密度脂蛋白	心臟疾病／中風之危險性	男：三○～七五mg/dℓ 女：四○～九○mg/dℓ
低密度脂蛋白	心臟疾病／中風之危險性	<一三○mg/dℓ
總量／HDL比值		男：五·○ 女：四·四

肝酸酐	腎	七~二五mg/dℓ
蛋白攜鐵	鐵、貧血	男：二〇~四五〇 女<四十五歲：七~二〇〇 女>四十五歲：一〇~三五〇
r蛋白	肝	女：〇~四五u/ℓ 男：〇~六五u/ℓ
葡萄糖	胰臟、糖尿病	六五~一一五mg/dℓ
麩氨酸	酗酒者	男：〇~六五u/ℓ 女：〇~四五u/ℓ
血管比	紅血球數目之%	男：四·四~六·二 女：三·八~五·四
血紅素	氧氣輸送、貧血	男：三九~五四% 女：三五~四八%
乳酸	肝	一〇〇~二四〇u/ℓ

去磷酸酶	力量	>十七歲：二五～二四〇u/ℓ
磷	骨骼	>十七歲：二·五～四·五mg/dℓ
血小板數	凝血	一四〇～四五〇
鉀	體液平衡	三·五～五·三meq/ℓ
蛋白質（總量）	腎、肝	六·〇～八·五g/ℓ
白蛋白	腎、肝	三·五～五·五g/dℓ
球蛋白	腎、肝	二·〇～三·五g/dℓ
白蛋白/球蛋白比	腎、肝	一·〇～二·四
肌酸	心肌	男：二〇～二二〇u/ℓ 女：二〇～一五〇u/ℓ
紅血球數	貧血	男：四·四～六·二u/ℓ 女：三·八～五·四u/ℓ
SGOT	肝、肝炎	〇～四〇u/ℓ
SGPT	肝、肝炎	〇～四五u/ℓ

鈉	體液平衡	一三五～一四七meq/ℓ
三甘油酸	心臟疾病	三○～一五○mg/dℓ
尿酸	痛風	男：三·○～九·○mg/dℓ 女：二·二～九·七mg/dℓ
白血球數	免疫系統	四·○～一一·○

您飲用足量的水嗎？

水和氧相同，皆爲我們生存所必須的，如果沒有水，則我們只能存活數天而已。佩利醫師說：「我們甚至需要水分來呼吸。」因爲，我們的肺需要水來滋潤以促進氧氣的吸收及二氧化的排除。我們每天光是呼吸作用就損失了近一品脫的液體。

根據醫師指出，如果您的體液無法保持平衡，則可能破壞您的正常生理功能。飲水不足會造成下列結果：體脂增加，因爲充足的水分可幫助脂肪消化及代謝，其次由於水分可以經由呼吸來調節體溫，因此會出現脫水現象，同時腎臟也需要水分來幫助過濾廢物，因此缺乏時會容易中毒。最後，由於激烈運動而造成水分流失，此時若又忽略了補充水分，可能會造成愛睡及噁心的症狀。

但大部分的人都不曉得應該飲用多少水分。事實上，大部分的老年人由於身體的「口渴機制」隨年齡增加而減弱，因此多處在脫水狀態而不自知，水分對身體的生理功能相當重要，通常運動量愈大，所須要用來保持體液平衡的水分愈多。

佩利大夫說：「水分可當做體內許多化學反應的介質。」它可透過血液，將氧氣和養分運到身體各個細胞中，同時水分還可調節體溫並潤滑關節。這對罹患關節炎、肌肉骨骼結構上有慢性病症或大量運動者相當重要。

同時水分可幫助您的皮膚和肌肉保持光澤彈性，擁有良好的氣色。

那麼到底應喝多少水呢？如果您並非積極運動者的話，每磅體重需飲½盎司的水，而如果您運動量很大，則每磅體重需⅔盎司的水分。整個水分的飲用必須分布均勻，包括晚上在內。且飲水時是啜飲而非牛飲。在增加飲水量之前最好先經過醫師許可。

在剛開始增加水量時，你會發現自己常去廁所，因爲膀胱對這些突然增加的水量仍不習慣。

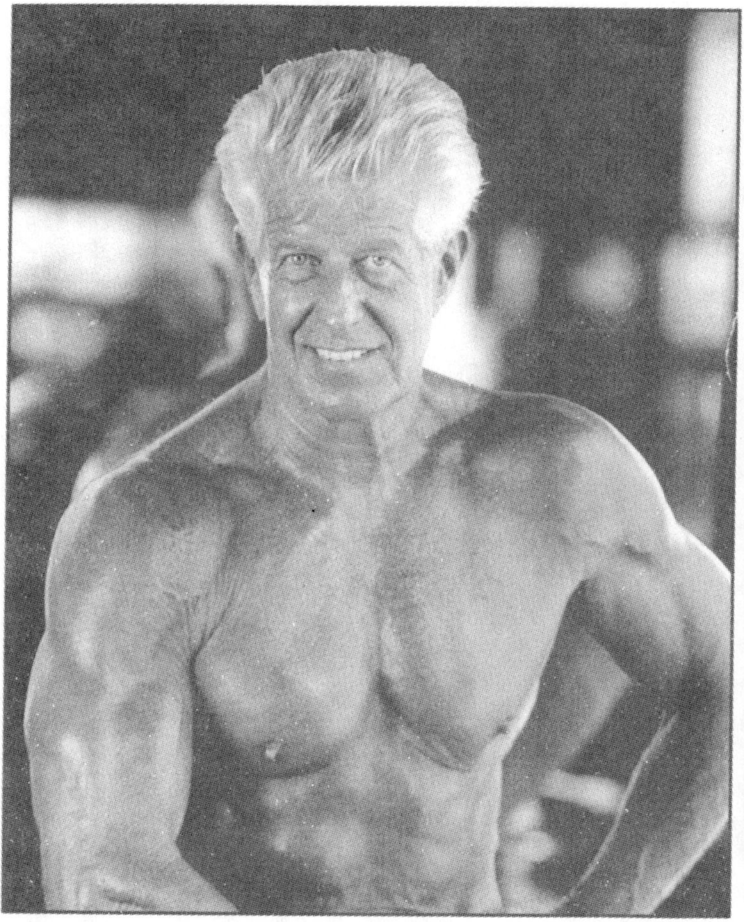

另外水和各種飲料，例如，健怡汽水、茶、啤酒和各種果汁是不同的。因爲這些飲料中除了含有些許水分，但同時還含有一些有害健康的物質。像汽水中含鈉，而咖啡類之含咖啡因的飲料會刺激腎上腺，然後果汁中含有大量糖分，可刺激胰臟。

至於選擇自來水或瓶裝水呢？我由於瓶裝水攜帶方便，因此出外時多偏愛瓶裝水。而在家時我也飲用自來水。瓶裝水工業相當發達，市場反應也不差，是否瓶裝水真是優於自來水呢？有誰真正知道呢？如果您負擔得起購買瓶裝水的費用及喜歡它特有的味道，那麼請便，而如果您偏好自來水亦無妨。我的觀念是，那一種對我比較方便我就選用那一種，因此二者我皆飲用。

適當的飲水對於減重相當重要。企圖減重者若不飲用足夠的水分，則身體無法代謝過多的脂肪，減重容易失敗。想知道我保持身體健康的秘訣嗎？那就是飲用足量的水分，將體內多餘的毒素、雜質及脂肪排出體外。

10 光澤有彈性的新形象

老實說，每個人都希望擁有美麗或吸引人的外表。很不幸地，青春卻是稍縱即逝。直到某天當您對鏡自覽時才赫然發現自己已經變了。或許是多了些皺紋或些白頭髮。通常您會發現自己的活力不再。但大部份老化的現象都可以利用常識及一些簡單的運動改善。以下讓我們分別就各個問題之解決之道來討論。

壓力

如果您認爲日常生活中的壓力不算什麼，那可就大錯特錯了。您是否偶爾會出現頭痛頸部或背部疼痛或高血壓等症狀呢?强烈的心情變化會使身體釋出腎上腺素及其他與壓力相關之化學物質至血中。醫學界的科學家，多猜測這些化學分子在許多長期的慢性病中扮演重要的角色，例如，心臟疾病、腎及肝衰竭，甚至癌症。

減低生活壓力最好的方法就是靠著健康運動計劃。以下是一些可以幫助您減輕緊張疼痛的建議：

*每當您感到生活緊張時，立即做一些上舉、仰卧起坐、屈膝或深呼吸，只要能減輕您的不適均可。

*給自己一些娛樂，例如，打高爾夫球、釣魚、打網球、散步、郊遊、爬山或甚至騎自行車。這樣的休閒娛樂並非奢侈的享受，而是幫助您保持健康的方法。

*學習正確的呼吸法。適當的吸氣可以供給全身氧氣，緩緩地吐氣可使人全身放鬆。

*攝取均衡的膳食。不良的飲食習慣會使您缺乏維持健康所必須的維他命和礦物質。請注意具有消除壓力作用的維他命和礦物質。

*放棄含有咖啡因的飲料，因爲咖啡因只會使人更緊張而難以放鬆心情。相對地以人參茶代替。

*散散步。對於一個心情不快樂但身體健康的成年人而言，散步可以說是勝過這世界上所有的醫療及心理治療。

姿勢

雖然正確的姿勢可以幫助我們減輕日常壓力，但良好的姿勢尚有其他優點。重力會將所有我們未能掌握好的事物向下吸引。因此，當我們年老時，我們的頸部就會逐漸前傾，造成背部佝僂彎曲。爲了彌補頸部前傾的現象，這些人一旦疲勞時便會駝背，其結果造成更嚴重的背痛問題，肌肉更呈緊張狀態。這也就是爲什麼良好的姿勢及平衡感是擁有健康身體的前提。

剛開始可向高處行走，當您的恥骨朝著肚臍的方向移動時，腹肌會跟著收縮。走路姿勢看起來較尊貴者很自然地比較可能具有吸引人的儀態。良好的姿勢意謂著良好的平衡感。您全身的重量應該平均分配在足踝與趾球間。並使重心保持在兩膝間略前方之處。如果有一條假想的重心線，那麼它必定是自重心上行至兩膝中點，恥骨、肚臍、胸骨中點，下巴中央，兩眼間至前額正中央。

足弧應該適當地放鬆，同時足部內側應稍微抬高。雙足足踝、膝蓋、臀部、肩膀、雙眼及雙耳都應在等高的位置。手臂自然下垂，雙手及指尖應保持在相同高度。然後反問自己……我把太多的重量置於足踝上嗎？我的雙足是否太胖，使得足弧不明顯呢？我的膝蓋站穩了嗎？我的臀部是否太突出而使得下半身不穩呢？我的雙肩是否太向後斜而導致頭部前傾，使我看起來像隻火雞？我費了好幾年的功夫才體會出如何使我的身體保持協調及平衡。從那個時候開始，我便採用佩利大夫教我的保持良好姿勢的方法。

幻想著自己身上綁著五個充氦氣球：一顆紅球綁在頭頂上，兩邊胸肌各綁著一個紅球，而兩側髖骨頂各綁著一個籃球。就好像在幫你的脊椎骨向四方拉開一般。這樣的姿勢即是幾近完美的姿勢。如果感覺上不太自然的話，則應多加練習，幾周之後您的姿態就會更加高雅、更有自信，甚至更年輕。

對您整體形象影響較不嚴重，但卻相當重要的地方爲生活中的一些瑣事，也就是日常梳整的習慣。男人變得容易禿頭而女人則是頭髮變得稀疏，失去年輕的光澤。保持頭髮健康的唯一方法就是避免頭髮遭受太陽光紫外線的照射，有害化學藥品的侵襲以及吹風機吹出過熱的空氣。請小心注意各個細節。想想看，如果您利用定期運動來達到養生健康的目的，但卻不在意那些不易察覺的老化現象，將來會變成什麼樣子呢？

舉個例子來說，您的皮膚直接反映您的外觀。如果您想要感覺更年輕，那麼您必須先保持更年輕的肌膚，也就是保持一種毫無壓力及疲勞的生活。以下還有一些對您的肌膚更年輕有幫助的建議：

＊固定練習某一項運動計劃。這些運動可幫助您更新皮膚內的彈性纖維，而流汗可促進養分滋養皮膚，加速排除體內雜質。

＊維持低脂膳食的習慣，但要注意攝取維他命，尤其是維他命B群，以維他命A和C（在新鮮蔬果中含有大量的維他命C）。攝食亞麻仁子和黑醋栗油亦可幫助您改善皮膚的外觀。

＊切勿吸煙。吸煙不僅對健康有害，同時也對皮膚的光彩有害。吸煙會使皮膚下方之小血管的血液供應量減少，加速皺紋的生成。

＊切忌酗酒。喝酒過度，翌日清晨醒來的整個人會有膨脹的感覺，暫時將皮膚撐開，導致皺紋形成。同時還會使臉部細小的微血管撐破。

＊避免緊張壓力，因爲會產生皺紋。

你可能會認識一些膚質較差，天生看起來就較老氣的人。這多半是因爲飲食中含有高量的脂肪所導致的，尤其是當這個人長時間待在户外的話，特別容易發生。因爲陽光會將脂肪轉變成對組織有害的分子。事實上，根據世界上最前衛的陽光健康專家Zane Kime醫師指出當皮膚缺乏保護性的維他命和天然物質時會加速皮膚老化的速度。

過度暴露於陽光之下會造成灼傷，提前老化及皮膚癌等病症，因此大部分的醫師均反對行日光浴。我當然也不希望你過度暴露有害的光線下。但根據我個人的經驗顯示，一定量的陽光可促進全身健康。

舉個例子來說，不知道你是否曾經注意到陽光普照的日子使人更精力充沛。Kime醫師聲稱日光可降低血壓、膽固醇並增强身體對某些疾病的抵抗力。我還發現陽光可使我的皮膚更年輕漂亮。古銅色的皮膚看起來就比蒼白的膚色更健康。

最後，我建議您一天刷二次牙，早晚各一次，我想你每年至少會到牙醫那兒清洗牙齒二次，這很重要。你是否曾經發現牙齒上出現任何無法清除之牙斑?造成牙斑的原因與年齡無關，禍首乃寄生於牙齒上的細菌，這些細菌逐步溶解琺瑯質並感染牙齦。

要保持一口潔白健康的牙齒並不難，只要有個健康的飲食，避免糖分及甜食，注意清理殘留在牙齒上的咖啡漬，相信大部分的問題均可經由適當的清潔或詢問牙醫而解決。

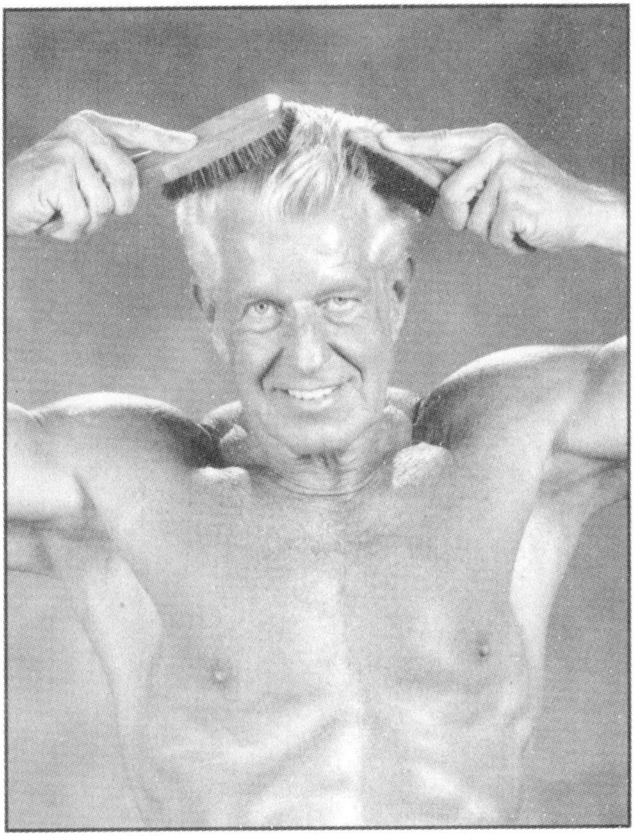

性

以下將談談如何使您更有魅力及活力。這個問題直接牽涉到性生活。無論您幾歲開始停止性生活，這對你的影響將包括失去自信，同時也會使您的婚姻、工作甚至後半輩子的生活都黯然失色。根據最近的研究指出，在老化的過程中性功能會隨之改變。男人在年過四十之後其體內之睪固酮的量就開始減少。當然女人則是出現停經的現象。缺少這些荷爾蒙會使您的性慾降低。

如果您的性慾已經開始衰退的話，那表示你太衰弱或太疲憊了，以致於沒有時間去想這個問題，或是某些重要部位的肌肉缺乏鍛鍊。想要擁有幸福美滿的感情生活並不需要強壯的二頭肌，及每分鐘四英哩的慢跑訓練。我們的身體像一部精細的儀器，如果身體狀況不好，當然無法達到令人滿意的性生活。此外，飲食也會影響性生活，例如，過多的油脂會降低代謝速率，使血管內堆積不良物質而影響閨房之樂。

然而根據研究指出，改善肌肉反應、耐力及心血管——呼吸功能均可改變性生活並增加

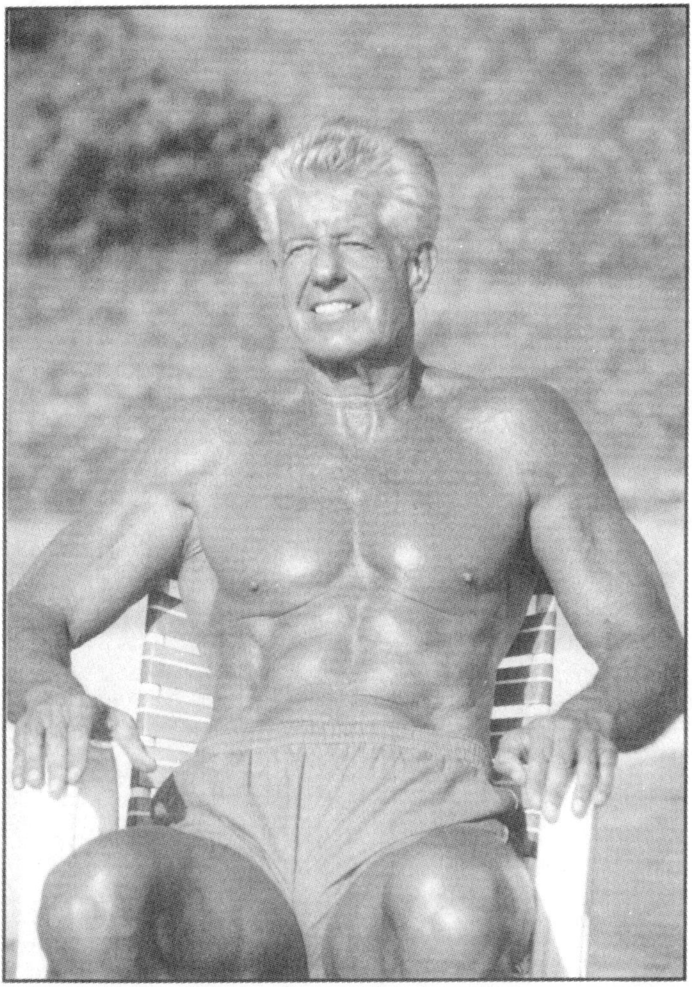

情趣。換句話說藉由運動加强血液循環可刺激身體對性的反應。

在荷爾蒙及老化的研究中發現運動可以幫助我們建立自信，再度擁有幸福的性生活。不管你是缺乏自信的四十歲或是面臨身體老化變化的六十歲，您都不必放棄性生活帶來的愉悅。運動可使您心臟血管反應較佳、血液循環更通暢。當然，性生活需要一些活力及肌肉運動。由此運動與性生活有密切的關係——這句話聽起來不是很有道理嗎？

究竟運動和性生活的關連性爲何呢？

＊當您身體健康健美時，對旁人較具吸引力。

＊有研究指出，運動可促進睪固酮及動情激素的分泌，同時促進性器官的血液循環。

＊運動可以强化心肺功能，使老年人更健康，得以享受性生活。

＊就心理上而言，運動可使人感覺更有精神，對於性生活也有較健康的態度。

了解這些伴隨年長而生的問題，是解決無法享受閨房之樂的初步方法。雖然每個人在年長時各有其人生目標，但可以確定的是，保持適當體重、保持健康及食用低脂膳食，可使您有個更長壽的人生。只要你不斷在鍛鍊身體，保持精神上及心理上的快樂，相信您會有個更具衝勁的人生。

11 達成健身目標

即使是今天，仍有許多科學家相信每個人的生命，都是經由原先已設定好的生理時鐘而按步就班地老化及死亡。所以很難預期自己的壽命是六三還是九三。雖然基因可以影響人的一生，但我相信每個人都有活有一〇〇歲以上的潛力。而今只是因爲不健康的現代生活方式而使得大多數的人提早走完一生罷了！

老化基本上與年齡的關係不大，而是在於您過生活的方式及態度，以及年輕時糟蹋生命的情形而定的。究竟幾歲算是步入中年？多老叫做老？那些沒有心臟病、糖尿病，或其他疾病的六十歲老人似乎至少還有二五年的壽命呢！事實上，我們所面臨的心臟病、糖尿病、記憶衰退及性慾減低等老化症狀，皆可仰賴定期運動及適當飲食來預防。

雖然試圖暫緩老化腳步的方法並沒有那麼嚴格，可能偶爾會偷懶一下或偷吃些不該吃的東西，但只要您對運動健身及營養膳食抱持著一定信念，則生理時鐘的老化又何足懼。生命就是要有活力，一旦遲滯就跟死沒有二樣了，因此不從事運動鍛鍊者實在是愚蠢。

由於運動所帶來的好處相當短暫，因此最好持之以恒。一旦暫停了一段時間，血糖耐受量又會回復至一定程度。同時由舉重、慢跑及飲食中所做的改善都會再反向惡化回去。事實上，一個長期鍛鍊的人在停止運動後，老化的速度可能比他們當初獲得好的速度還快些。

毫無疑問地，剛開始想要擁有更健康之生活的最大問題就是動機。當您年紀愈大時，想要開始就愈困難。要您在運動場中一群年輕人的面前鍛鍊身體，聽起來並不像是可以建立自尊自信的好方法。相反地，這可能正是您需要用來保持年輕活力的辦法。只有保持正確的心態，您才會相由心生，看起來更光彩。有很多人經常說「我明天就來試試看」，但卻永遠有明天，永遠也不開始。同時自己還要設定特定的目標，也就是說心理必先設定自己所想要的形象，讓自己朝著這個形象邁進。通常要花上一段時間才能把運動當成一種習慣。心理學家認爲每一種事情約須二十一天才能建立一種生活型態，而需一○○天才能養成自動自發的習慣。只要您能克服前三個月的新年期，那麼可以說您已朝著終身健康健美的目標邁進。

首先可藉由控制內在資源來調理生活，且由小改變開始。例如，剛開始散步或改變膳食習慣。而後由小改變再慢慢轉爲大改變。良好的習慣是成功之鑰，而不良的習慣只會使您停留在原地。

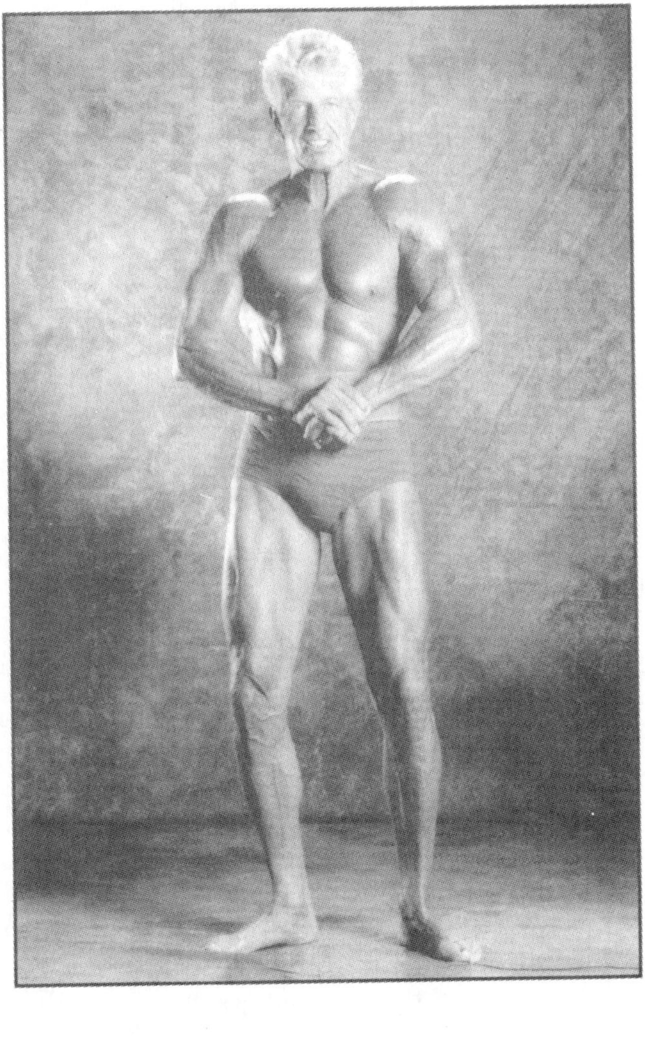

整個社會對中老年人的價值觀有傾向於不良的印象。雖然我們都應對退休生活做些許打算及準備，但就是這種態度使我們看起來更老的。當你愈喜歡抱怨歲月不饒人，抱怨自己不中用時，您的外表就會看起來更老。

儘量保持忙碌及投入的心態。你會發現人愈忙愈快樂，所接受的挑戰愈多，所成就的結果愈豐碩。對我而言，這輩子最忙碌的就是這段期間，而此時身體也是最健康的狀態，即使偶有小病痛也不會持續太久。我從運動中獲得的能量活力及健康，正是促使我繼續前進的原動力。從沒有人會說我是老年人的典範，在大家的眼裡我是任何年齡層的模範。

我親身體會了健康長壽的七大秘訣。這些秘訣對於那些想跟我一樣健康的人來說，真是再簡單不過的了。

七大健康入門秘訣

運動

健康飲食

休息
新鮮空氣
陽光
水
健全的心態

經證實喜好運動者之壽命遠較那些不運動的人還要長壽，且肌肉鬆弛無力也與老化無關，真正的原因是沒有活力的生活方式。除非你從事適當運動、膳食計劃及保持正確心態，否則實在無法減少贅肉，鍛鍊肌肉且更長壽。健康就是財富。您可老的自然高雅或年輕的有活力，而這一切均視您的表現而定。

作者簡介

Bob Delmonteque 在健身工業界中頗負盛名。年已七三歲的他，可以說是利用運動及膳食來使自己保持健康及健美的最佳例子。他這套針對身體調理及減重的方法已成功地幫助許多好萊塢明星、企業家、知名模特兒及運動員，甚至連阿波羅號的太空人都因其而受惠。這些年來，Delmonteque 已在世界各地開了數家健身俱樂部連鎖店。現在他擔任Weider 健康及健身中心的總裁Joe Weider 的健康顧問，同時也是加州最大健身連鎖中心之資深技術指導。

Scott Hays 是名自由作家，其作品曾先後刊載於電視周刊、洛杉磯時報、洛杉磯雜誌、邁阿密前鋒、紐約日報及肌肉和健身。他曾與多位作家合著一本關於心臟疾病之書籍，名爲『心連心』。Hays 同時擁有大衆傳播及公關事物碩士學位，目前擔任許多家加州公司的顧問。

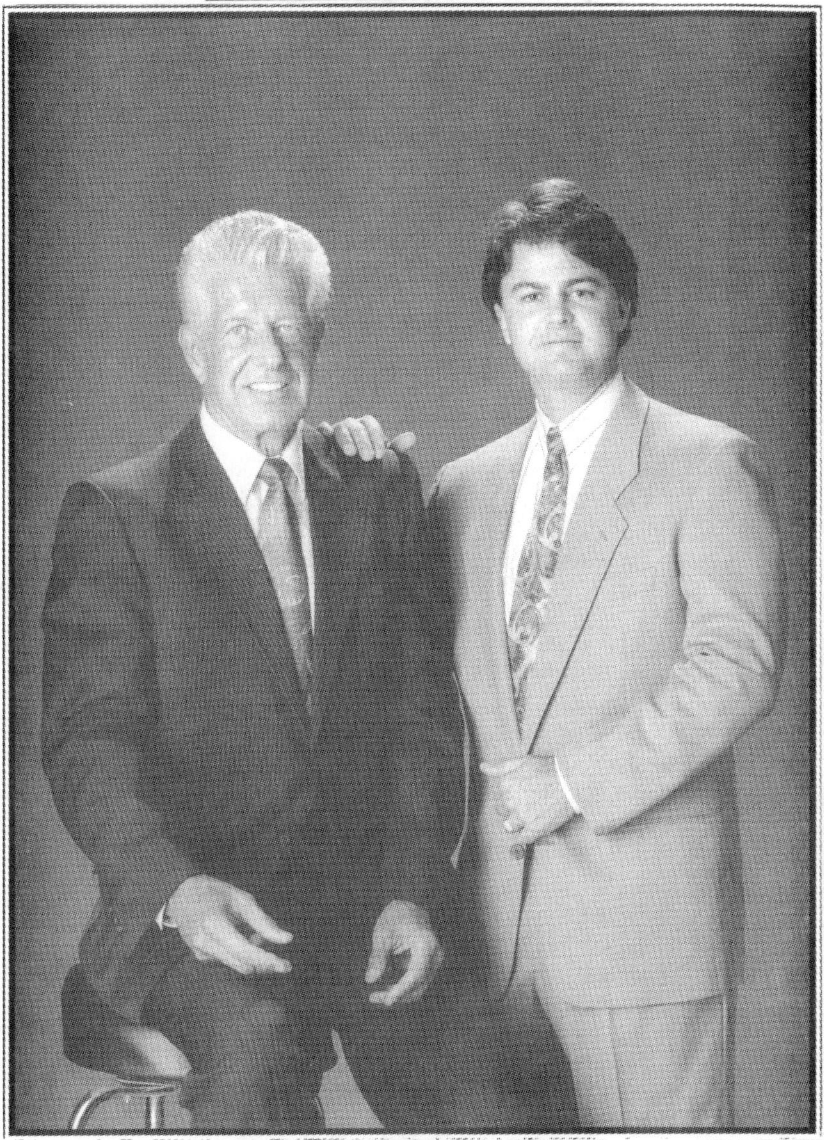

大展出版社有限公司	圖書目錄
地址：台北市北投區11204 致遠一路二段12巷1號 郵撥：0166955～1	電話：(02)8236031 8236033 傳眞：(02)8272069

•法律專欄連載• 電腦編號 58

台大法學院 法律學系／策劃 法律服務社／編著

①別讓您的權利睡著了1	200元
②別讓您的權利睡著了2	200元

•秘傳占卜系列• 電腦編號 14

①手相術	淺野八郎著	150元
②人相術	淺野八郎著	150元
③西洋占星術	淺野八郎著	150元
④中國神奇占卜	淺野八郎著	150元
⑤夢判斷	淺野八郎著	150元
⑥前世、來世占卜	淺野八郎著	150元
⑦法國式血型學	淺野八郎著	150元
⑧靈感、符咒學	淺野八郎著	150元
⑨紙牌占卜學	淺野八郎著	150元
⑩ＥＳＰ超能力占卜	淺野八郎著	150元
⑪猶太數的秘術	淺野八郎著	150元
⑫新心理測驗	淺野八郎著	150元

•趣味心理講座• 電腦編號 15

①性格測驗1	探索男與女	淺野八郎著	140元
②性格測驗2	透視人心奧秘	淺野八郎著	140元
③性格測驗3	發現陌生的自己	淺野八郎著	140元
④性格測驗4	發現你的眞面目	淺野八郎著	140元
⑤性格測驗5	讓你們吃驚	淺野八郎著	140元
⑥性格測驗6	洞穿心理盲點	淺野八郎著	140元
⑦性格測驗7	探索對方心理	淺野八郎著	140元
⑧性格測驗8	由吃認識自己	淺野八郎著	140元
⑨性格測驗9	戀愛知多少	淺野八郎著	140元

⑩性格測驗10	由裝扮瞭解人心	淺野八郎著	140元
⑪性格測驗11	敲開內心玄機	淺野八郎著	140元
⑫性格測驗12	透視你的未來	淺野八郎著	140元
⑬血型與你的一生		淺野八郎著	140元
⑭趣味推理遊戲		淺野八郎著	140元

・婦 幼 天 地・電腦編號16

①八萬人減肥成果	黃靜香譯	150元
②三分鐘減肥體操	楊鴻儒譯	150元
③窈窕淑女美髮秘訣	柯素娥譯	130元
④使妳更迷人	成　玉譯	130元
⑤女性的更年期	官舒妍編譯	160元
⑥胎內育兒法	李玉瓊編譯	120元
⑦早產兒袋鼠式護理	唐岱蘭譯	200元
⑧初次懷孕與生產	婦幼天地編譯組	180元
⑨初次育兒12個月	婦幼天地編譯組	180元
⑩斷乳食與幼兒食	婦幼天地編譯組	180元
⑪培養幼兒能力與性向	婦幼天地編譯組	180元
⑫培養幼兒創造力的玩具與遊戲	婦幼天地編譯組	180元
⑬幼兒的症狀與疾病	婦幼天地編譯組	180元
⑭腿部苗條健美法	婦幼天地編譯組	150元
⑮女性腰痛別忽視	婦幼天地編譯組	150元
⑯舒展身心體操術	李玉瓊編譯	130元
⑰三分鐘臉部體操	趙薇妮著	120元
⑱生動的笑容表情術	趙薇妮著	120元
⑲心曠神怡減肥法	川津祐介著	130元
⑳內衣使妳更美麗	陳玄茹譯	130元
㉑瑜伽美姿美容	黃靜香編著	150元
㉒高雅女性裝扮學	陳珮玲譯	180元
㉓蠶糞肌膚美顏法	坂梨秀子著	160元
㉔認識妳的身體	李玉瓊譯	160元
㉕產後恢復苗條體態	居理安・芙萊喬著	200元
㉖正確護髮美容法	山崎伊久江著	180元

・青 春 天 地・電腦編號17

①A血型與星座	柯素娥編譯	120元
②B血型與星座	柯素娥編譯	120元
③O血型與星座	柯素娥編譯	120元
④AB血型與星座	柯素娥編譯	120元

⑤青春期性教室	呂貴嵐編譯	130元
⑥事半功倍讀書法	王毅希編譯	130元
⑦難解數學破題	宋釗宜編譯	130元
⑧速算解題技巧	宋釗宜編譯	130元
⑨小論文寫作秘訣	林顯茂編譯	120元
⑪中學生野外遊戲	熊谷康編著	120元
⑫恐怖極短篇	柯素娥編譯	130元
⑬恐怖夜話	小毛驢編譯	130元
⑭恐怖幽默短篇	小毛驢編譯	120元
⑮黑色幽默短篇	小毛驢編譯	120元
⑯靈異怪談	小毛驢編譯	130元
⑰錯覺遊戲	小毛驢編譯	130元
⑱整人遊戲	小毛驢編譯	120元
⑲有趣的超常識	柯素娥編譯	130元
⑳哦！原來如此	林慶旺編譯	130元
㉑趣味競賽100種	劉名揚編譯	120元
㉒數學謎題入門	宋釗宜編譯	150元
㉓數學謎題解析	宋釗宜編譯	150元
㉔透視男女心理	林慶旺編譯	120元
㉕少女情懷的自白	李桂蘭編譯	120元
㉖由兄弟姊妹看命運	李玉瓊編譯	130元
㉗趣味的科學魔術	林慶旺編譯	150元
㉘趣味的心理實驗室	李燕玲編譯	150元
㉙愛與性心理測驗	小毛驢編譯	130元
㉚刑案推理解謎	小毛驢編譯	130元
㉛偵探常識推理	小毛驢編譯	130元
㉜偵探常識解謎	小毛驢編譯	130元
㉝偵探推理遊戲	小毛驢編譯	130元
㉞趣味的超魔術	廖玉山編著	150元
㉟趣味的珍奇發明	柯素娥編著	150元

•健 康 天 地• 電腦編號 18

①壓力的預防與治療	柯素娥編譯	130元
②超科學氣的魔力	柯素娥編譯	130元
③尿療法治病的神奇	中尾良一著	130元
④鐵證如山的尿療法奇蹟	廖玉山譯	120元
⑤一日斷食健康法	葉慈容編譯	120元
⑥胃部強健法	陳炳崑譯	120元
⑦癌症早期檢查法	廖松濤譯	130元
⑧老人痴呆症防止法	柯素娥編譯	130元

⑨松葉汁健康飲料	陳麗芬編譯	130元
⑩揉肚臍健康法	永井秋夫著	150元
⑪過勞死、猝死的預防	卓秀貞編譯	130元
⑫高血壓治療與飲食	藤山順豐著	150元
⑬老人看護指南	柯素娥編譯	150元
⑭美容外科淺談	楊啟宏著	150元
⑮美容外科新境界	楊啟宏著	150元
⑯鹽是天然的醫生	西英司郎著	140元
⑰年輕十歲不是夢	梁瑞麟譯	200元
⑱茶料理治百病	桑野和民著	180元
⑲綠茶治病寶典	桑野和民著	150元
⑳杜仲茶養顏減肥法	西田博著	150元
㉑蜂膠驚人療效	瀨長良三郎著	150元
㉒蜂膠治百病	瀨長良三郎著	150元
㉓醫藥與生活	鄭炳全著	160元
㉔鈣聖經	落合敏著	180元
㉕大蒜聖經	木下繁太郎著	160元

•實用女性學講座•電腦編號 19

①解讀女性內心世界	島田一男著	150元
②塑造成熟的女性	島田一男著	150元

•校園系列•電腦編號 20

①讀書集中術	多湖輝著	150元
②應考的訣竅	多湖輝著	150元
③輕鬆讀書贏得聯考	多湖輝著	150元
④讀書記憶秘訣	多湖輝著	150元
⑤視力恢復！超速讀術	江錦雲譯	160元

•實用心理學講座•電腦編號 21

①拆穿欺騙伎倆	多湖輝著	140元
②創造好構想	多湖輝著	140元
③面對面心理術	多湖輝著	140元
④偽裝心理術	多湖輝著	140元
⑤透視人性弱點	多湖輝著	140元
⑥自我表現術	多湖輝著	150元
⑦不可思議的人性心理	多湖輝著	150元
⑧催眠術入門	多湖輝著	150元

國立中央圖書館出版品預行編目資料

永恒的健康人生/Bob Delmonteque 著；李秀鈴譯；
——初版，——臺北市；大展，民84
面；　　公分，——（健康天地；27）
譯自：LIFELONC　FITNESS
ISBN 957－557－533－4（平裝）
1..運動與健康　2. 營養

411.7　　　84007017

版權所有者：WARNER　BOOKS　TNC
原　書　名：LIFELONC　FITNESS
作　　　者：Bob Delmonteque ©1993
版 權 代 理：博達著作權代理有限公司

永恒的健康人生　　ISBN 957-557-533-4

原 著 者／Bob Delmonteque
編 譯 者／李　秀　鈴
發 行 人／蔡　森　明
出 版 者／大展出版社有限公司
社　　址／台北市北投區（石牌）
　　　　　致遠一路二段12巷1號
電　　話／(02) 8236031・8236033
傳　　眞／(02) 8272069
郵政劃撥／0166955－1
登 記 證／局版臺業字第2171號

承 印 者／高星企業有限公司
裝　　訂／日新裝訂所
排 版 者／千賓電腦打字有限公司
電　　話／（02）8836052
初　　版／1995年（民84年） 8月
定　　價／200元

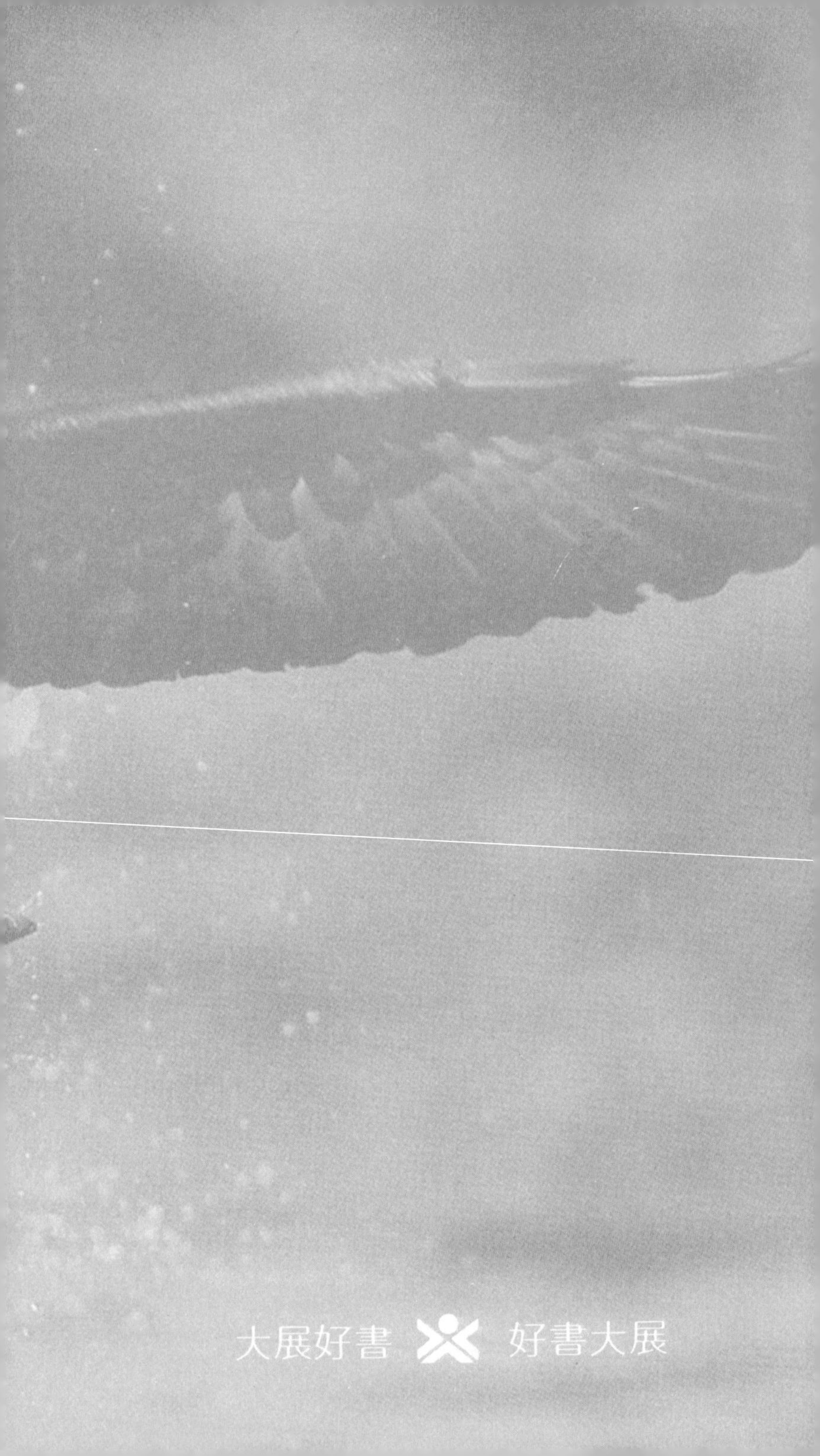
大展好書 好書大展

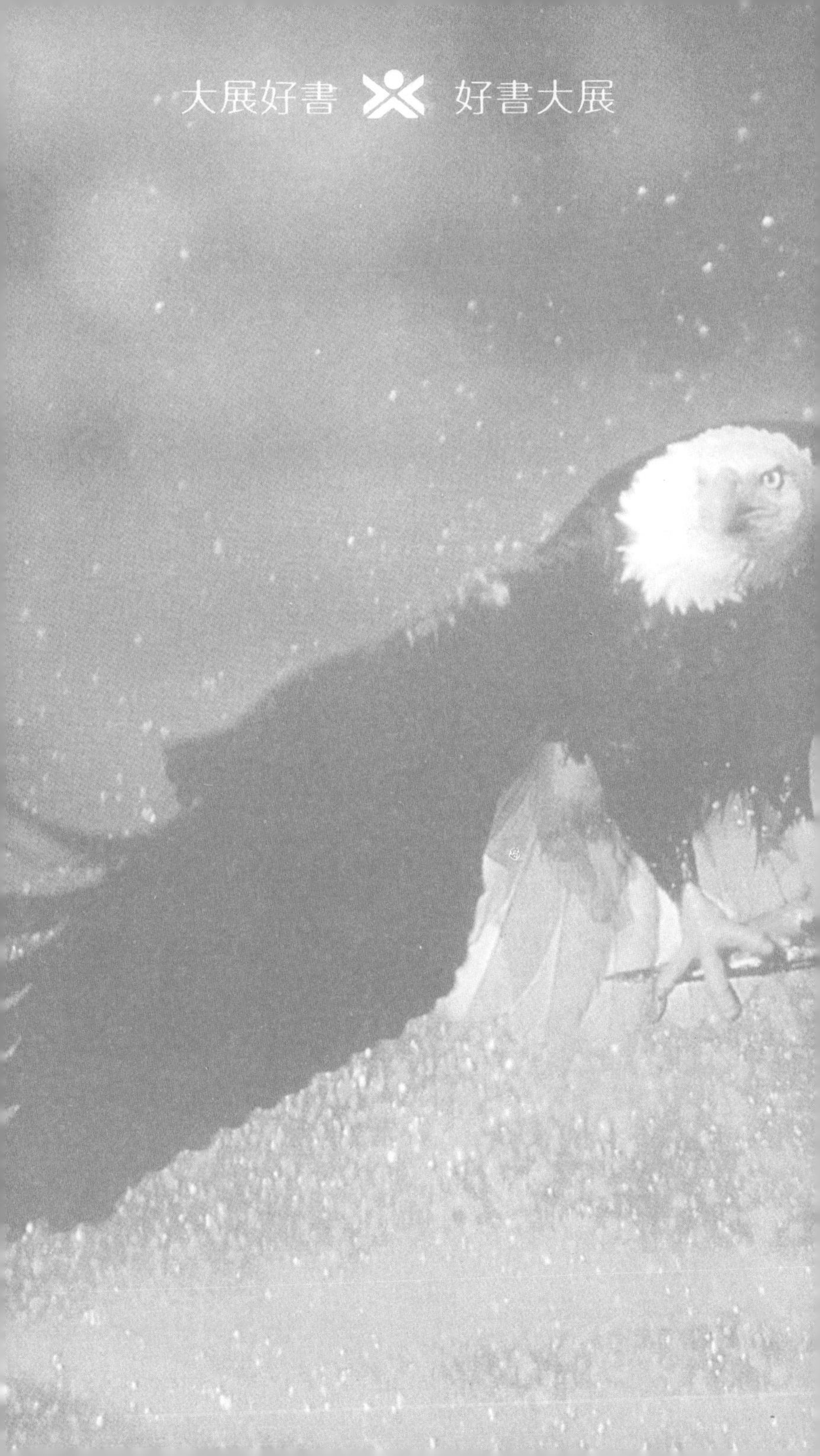
大展好書 好書大展